李可师承学堂

陈长青 编著

李可老中医救命八法

山西科学技术出版社 山西出版传媒集团

·太原·

题　记

我问的每一个疑难病，
恩师都会给我一个明确的治疗方案，
最后加上几句病机分析，
寥寥数语，简明扼要，有如醍醐灌顶！

汉古中医　陈长青博士

前　言

　　作者通过十多年的教学和二十多年的临床实践，对李老的学术思想进行了深入研究和总结。通过对李老破格救心、救胃保命、攻癌夺命、攻下承气、扶正托透、扶正通泄、引火归原、培元固本八法的提炼，使得初学者对李老的学术思想和经验能够更加清晰明了，并便于其掌握和使用，也使得李老的学术思想能在更广泛的疑难疾病上起到触类旁通、举一反三的作用。本书具有很高的学术价值，是李可古中医学派的又一力作。阅读提示：

　　1.舌印、腮印和甲印是已故著名老中医孙秉严的临床经验。舌印指舌痕，腮印指腮痕。+~++++表示舌印、腮印由少到多的程度。舌印（-），腮印（-）表示没有舌印或腮印。甲印是指甲床的白色部分，用0~10表示多少。例如，舌印（+），腮印（-），甲印（3个）。

　　2.为保证李老处方的真实完整，处方中炮甲珠、麝香等名称仍然保留，在临床实际应用中请注意使用替代品。

自 序

　　一篇《破格救心汤救治心衰》论文，一次三天四夜的长谈，改变了我的一生。从此，中医从我的一份职业，变成了我终生追求的事业。

　　那是公元二〇〇〇年九月，早已过了而立之年的我，终于踏进了梦寐以求的广州中医药大学，跟随著名伤寒学者、糖尿病专家熊曼琪教授攻读硕士研究生。入学后，恰逢教研室准备召开第六次全国仲景学术研讨会，我们新入学的研究生负责校对经导师们修改过的会议征文。机缘巧合之下，一篇《破格救心汤救治心衰》的会议投稿被分到我的手上进行校对、誊抄。那时投稿都是用钢笔誊写在方格稿纸上的，当我看到稿纸上到处布满用红笔打下的大 XX，觉得很纳闷，也很好奇，越是打 X 的地方，读得越仔细；越读越激动，论文中所治疗的濒临死亡的病例，闻所未闻！所使用的超乎寻常的附子剂量，简直骇人听闻！

中医真的能让人起死回生？

当我一口气读完文稿后，真是心潮澎湃，激动万分！

这一辈子，真正让我刻骨铭心激动过的时刻只有两回。第一次是1982年高考放榜时，看到我的分数超过了大学录取分数线；第二次就是2000年读完李可老中医所写之《破格救心汤救治心衰》一文。当年的我也读过一些名老中医医案，也曾四处求学，先后在重庆市中医院（重庆市中医研究院）、广州中医药大学第一附属医院、中国中医科学院西苑医院进修学习近两年时间；还曾到民间拜访过一些老中医，但何曾见到过真能起死回生的中医？在迷茫中，我终于看到了一丝光明！

当时看到的中医师，别说是治疗心衰，就是治疗常见的咳嗽、发热，开了中药之后，大多数也要开些西药，不然心里就没底。而李老论文中记载的病例都是奄奄一息，甚至是死马当活马医的病人，一剂破格救心汤居然能挽救垂危生命于顷刻！其人是何方神圣？又为何能有如此功夫？

我一心期盼着早点召开学术会议，好早日见到这位有神奇功夫的中医！

11月，南粤大地迎来了一年之中最好的季节，风和日丽，气候凉爽，紫荆花、三角梅……百花齐放，争奇斗艳，全国仲景学术思想研讨会终于召开。我们学生负责会议的服务工作，借此机会，我很快找到了文章的作者。他是一位面容清癯、鹤发童颜的老人，精神矍铄、健步如风；在厚厚的眼镜片后面，他的目光总是投向远方，若有所思。趁着会议的间隙，我迫不及待地找到老人家搭讪，可能是我的求知欲打动了他，老人家答应我会议结束时可到他住宿的房间聊聊。

这一聊不打紧，我和同室好友蒋东旭一起，与李可老中医整整聊了三天四夜！

在三元里的校园里，在珠江边的石凳上，在大排档的餐桌旁，我的笔记本上记满了我从事中医临床13年以来积累的无数疑难，我问的每一个疑难疾病，李老都会给我一个明确的治疗方案，最后不忘加上几句病机分析，寥寥数语，简明扼要，有如醍醐灌顶！

我当即决定，待学期结束，即赴山西灵石拜师学艺。自此，与李可老中医结下了改变我一生命运的师生情缘！

当年春节过后，大年初二，我便告别妻儿，奔赴灵石，侍诊恩师左右。此后，我亦利用寒暑假期和工作间隙跟师学习，无数次往返晋、粤两地。倏忽之间，已到2008年，为使恩师的学术思想和临床经验发扬光大，为复兴古中医的伟大事业，我同恩师的弟子阮永队、孔乐凯、吕英、李建西、戚沁园等一道自掏腰包、自筹经费，在东莞市塘厦医院共同举办了首届李可老中医学术思想研讨会暨第一届中医急危重症疑难病研讨班。会议共有三百余人参加，反响热烈，李老的学术思想自此得以广为传播。此后，我们也成立了李可学术传承基地，李老高兴地亲自为我们揭牌和题词，嘱咐我们"立大志、受大苦、成大业""中医复兴，舍我其谁""人民儿女，菩萨心肠，英雄肝胆，霹雳手段"，这也是李老本人一生的真实写照。

至2013年初恩师仙逝，我追随他老人家整整13年。恩师生前即两次来信催促我著书写作，并于2007年亲手交给我三百多个他老人家的医案手稿，奈何我修为尚浅，以当年的体会和实践经验，实在不敢妄自阐释恩师的学术思想。

自2010年起，我和恩师弟子戚沁园博士等人共同创立汉古中医，开医馆，建学堂，设立研究院；一边潜心临床、践行恩师经验；一边重学内经，重温伤寒，再学彭子益圆运动的古中医理论，体会恩师学术精髓；又历时近十年，始敢动笔，将恩师攻克疑难、扶危救亡之常用大法分门列出，详尽分析每一治法的病机要点，指明适用范围，以期切实提高中医临床疗效。

虽明知必有不妥之处，但每每想到恩师的嘱托，就不敢稍有怠惰，勉力为之；还望同道不吝赐教，以期不辜负恩师遗志，共担复兴中医之大任！

在本书完稿付印之际，我要对汉古中医李可学堂之所有同学表达衷心的感谢！正是在这十多年的教学相长过程中，你们促使我对李可学术思想深入思考和不断总结。我还要特别感谢杨曼纯医生补充完善了扶正通泄法。

目　录

总　论

各　论

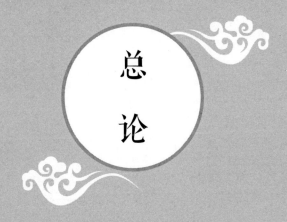

总论

李可老中医生平

　　李老一生大部分时间都奔波于灵石缺医少药的农村地区。灵石地处西北黄土高原，地形沟壑纵横，山多地少，当地人大多相当贫困，一旦患病，面临的一是无钱医治，二是路途遥远，往往只能望医院而兴叹，非到了危及生命之时不敢延请医生。所以一旦病发，往往就是九死一生，因为来不及救治而失去生命的人屡见不鲜，李老对此异常心痛，常叹人间惨事莫过于此。为了解决这些病人的疾苦，他苦练针灸，收集民间简便灵验的治法、单方、秘方、验方，力求使病人少花钱而治大病。

　　学医行医，我们素来知道病人不会照着书本生病，这些求医者的病种非常庞杂，内、外、妇、儿都有。而且这些病人往往既穷且病，非常可怜。李老常说推出去于心不忍，接下来又恐难以胜任。生怕所学不够，但又不忍心把病人推走，便只好现学现卖，急用先学。他常常白天诊病，夜晚挑灯读书，翻检资料，读书明理，辨识病机，以寻找有效的治法来解决燃眉之急。李老常笑谈自己是被"逼"上急救攻关之路的，如同水浒好汉般被逼上了"梁山"。

　　李老一生所学甚杂，内、外、妇、儿、五官各科均有涉猎。自从进入医门，常为破解一道医学难题弄得焦头烂额，废寝忘食。正是这样特殊的年代，特殊的患者群体，以及身

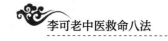

处逆境发奋苦斗的毅力，才锻炼造就了李可老中医这种博采众长、善救危症的特殊能力。

李老一生行医，他的内心始终充满了一种精神力量，他自己曾以十六字概括之："人民儿女，菩萨心肠；英雄肝胆，霹雳手段。"所谓"人民儿女"，是说我们要把病人当作自己的亲人、父母、儿女一样看待，如孙思邈《大医精诚》里面讲的"若有疾厄来求救者，不得问其贵贱贫富，长幼妍蚩，怨亲善友，华夷愚智，普同一等，皆如至亲之想"。这是一种全心全意为病人服务的精神。要有这种胸怀，医者才能视病人如亲人，才能够不为己计，不辞艰险，一心赴救，才是真正的菩萨心肠。

然而，光有菩萨心肠是解决不了问题的。若病人已生命垂危，家属慌作一团，这个时候为医者必须要冷静，没有"英雄肝胆"，不敢上阵救人，最终也是空怀绝技。李老常说危急关头，医者必须要敢于上阵，像士兵一样端起枪，要敢于冲锋。

对于医者，用药的水平如同士兵的枪法，需得稳、准、狠的"霹雳手段"方可；若病重药轻，有如隔靴搔痒，是无法攻克重病的。李老为救危亡殚精竭虑，探索仲圣六经八纲，辨证论治的理、法、方、药，并借鉴后世的成功经验，收集了大量的针灸救急药方。他还自针穴位，亲身来体验这些针灸疗法的感应。非但如此，他还亲尝毒药，研究速效的解毒诸法，并参与中毒的急救以积累经验。李老常与吾辈弟子讲：想用好毒药，必须要有亲身的体验。

　　因此，作为医者，既要有大慈恻隐之心，又要有敢上战场、不计毁誉的英雄气概，更要有能够起死回生、挽狂澜于既倒的霹雳手段，才称得上是真正的人民儿女，才是真正的菩萨心肠。"人民儿女，菩萨心肠；英雄肝胆，霹雳手段！"这正是李可老中医一辈子行医的真实写照。

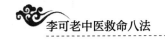

李可老中医两大贡献

一、李老第一大贡献——"回归古中医"

李老曾一度因破格的附子用量被众人归为"火神派"，然其最不愿人家称他是"火神派"。他常言，医学的目的是救人性命，病人不但有阳虚，也会有阴虚，我们用药不只用附子，也用石膏；不只用人参，也用大黄。为破除误解，他在第一届李可学术思想研讨会上就明确提出，我们叫"古中医学派"。遵从彭子益先生倡导的圆运动的古中医学，因此，我们将李老的学术思想流派定义为"古中医学派"。

医学其实最终是没有所谓的门派之分的，它唯一的目的是治病救人，即使是中医和西医也不应有别，大家只是研究问题的角度不同，解决问题的手段不同而已，绝不能赞成一派而否定另一派，不能流派之间互相诋毁，中西医之间不能互相攻击。随着对李老学术思想理解的深入，就会看到他在实践中是怎样摒弃流派的局限，熔寒温于一炉、汇通中西医理论来为临床服务，为提高疗效服务的。

李老在晚年阶段，特别推崇彭子益的《圆运动的古中医学》，并称之为"中医第五经典"。李老认为古中医学是"攻克世界医学难题的一把金钥匙"。而他自身对中医界的一大贡献就是让我们重新回归了古中医。

中医经过百年的洗礼，西化严重，所以迫切需要回归古中医。大家会问：究竟什么才是古中医？与西方医学的分水岭又在哪里？其实答案便是认识上的差异，认识论是截然不同的。

古中医认为人与宇宙的立足点是天人合一的生命宇宙整体观，即"天人合一"观，亦是我们的生命宇宙观。世界是一个大宇宙，人就是一个小宇宙。人最早的生命是天地大气所生，并与天地大气在千变万化中和谐一致，这便是"天人合一"。

彭子益认为"凡病都是本气之病"，中气是后天之本，是生命的支柱。五脏六腑的脏腑之气，即十二经的经气都围绕中气轴心而旋转升降。中气的升降，就带动了十二经经气的旋转，我们的生命运动就能够不停息地进行。当升则升，当降则降，便是无病的状态。一旦中气受损，升降乖乱，便成病。彭子益在《圆运动的古中医学》中讲到，中气升降源源不断地供应五脏，给生命以活力。火可以生土，假使脾胃自病，若本药治疗无效就要"益火之源以生土"。先天阳气属火，命门之火叫"阳根"，阳根一拔，生命完结。李老认为彭子益这个理论就是古中医理论的核心。

但是由于中医在传承过程中发生了多次的断层，使这份宝贵的遗产连同古中医的传统都陷入濒临灭绝的境地。那怎样才能使我们的医魂国魂归来，重振雄风，再创辉煌，实现伟人毛泽东讲的"中国的中医要为世界人民的健康首先作出贡献"的遗愿？李老认为只有一条路可行，就是要学习彭子

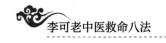

益的遗著《圆运动的古中医学》。近两个世纪以来，郑钦安开创的"火神派"为先圣继绝学，冲破迷雾，拨乱反正，引导古中医学回归经典正路。虽然李老未将自己归为火神派，但其对火神派亦推崇备至，包括他破格重用附子及对扶阳方法的掌握多源于此，可以说火神派为我们回归古中医又打开了一条临床之路。而《圆运动的古中医学》的问世，是在更高层次上继承易医大道，让古中医学成为一个系统的医学科学。将"火神派"与《圆运动的古中医学》的理论有机结合，李老坚信这将使古中医无敌于天下。

关于古中医学的概念，彭子益在书中讲道："古中医学，人身与宇宙，同一大气的物质势力圆运动之学也。"在跟随李老学习实践的过程中，我亦对此多有体会与理解，故而总结出：古中医学是中华先贤在"天人合一"的认识论指导下，运用"取象比类"的方法论，将天地（自然界）之元气、阴阳、五行、六气等周期性圆运动规律类比于人体、药物和食物，用以阐明人体生理功能、病理变化，以及药物、食物之功效，譬如天有四时五行、人有五脏六腑、药有四气五味等；并以此指导预防、诊断和治疗疾病，以及促进健康长寿的实验、系统医学。

这里面用到了"实验"和"系统"两个词。当年李老赠予我彭子益《圆运动的古中医学》的书稿复印本，初稿书名即为《实验系统医学》，该书前后共写了十几稿，而《圆运动的古中医学》则是最后一稿。由此可见，"实验"和"系统"两个词用来描述中医是非常深刻、恰当的。

首先医学是实验科学，但并不是说完全没有理论指导。这就是为什么中药或西药都要进行大量的临床试验。《神农本草经》记载了：神农尝百草，一日而遇七十毒。李老及我们众徒皆是亲尝毒药，亲验针灸。西药的多期动物、人体临床试验亦是如此。因为人体的生命现象太过复杂，我们现代人所掌握的理论还不足以解释某些现象，所以必须通过试验才能筛选出适合人体的药物。因此，从本质上讲，医学即是经验。并非像物理、化学这些学科，通过理论指导，通过实验室的模拟，就能达到预想的结果。中医也同样实践了几千年，它是一个实验医学。

同时我们中医还有一个独特之处，即它是一个系统医学。我们讲的天人合一，实际上就是一个庞大的系统，钱学森老先生把它总结为"开放的复杂巨系统"。人体是一个开放的复杂巨系统，不是一个单系统。

以上，乃我对古中医学理念的些许理解与拙见，在我们学习和运用理、法、方、药时都可以贯穿这个思想，用这个理论来加以解读。

二、李老第二大贡献——发明破格救心汤

李老第二个伟大贡献就是发明了破格救心汤。他满怀济世活人之"菩萨心肠"，反复实践，艰辛探索。在20世纪60年代初，一农妇误将3剂四逆汤当成1剂服下而起死回生。这一机缘巧合，启发李老拨云见日，终于找到"霹雳手段"，发明了伟大的破格救心汤，可救生死于顷刻。这一举使中医

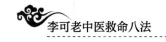

摘掉自仲景之后戴了一千八百余年的"慢郎中"帽子！重新让中医在急症的救治方面占据了一席之地。又经过五十多年的不断摸索和拓展，在破格救心汤的基础上逐渐形成了破格救心法。一切疾病一旦出现了阳虚的苗头，就可以用破格救心的平剂救其于萌芽。破格救心法，成为一切疾病在阳亡欲脱的紧要关头起死回生的利器。

除此之外，李老还独闯新路，独创"攻毒承气汤"等二十余方，用于救治心衰危症、急腹症及疑难重症，大获成功。其晚年集五十余年经验，著成《李可老中医急危重症疑难病经验专辑》《论人体阳气与疾病》，并多方搜集，出版彭子益遗著《圆运动的古中医学》，使得古中医学重现辉煌！

李可老中医核心学术思想

一、"凡病皆本气之病"

李老继承了彭子益《圆运动的古中医学》的学术思想，认为本气就是与生俱来、禀受于父母的先天肾气（即元气和元阳）与后天的胃气（即吸收的水谷精气和吸入的天之清气），共同构成的浑元一气，也称为中气或本气，是我们人体最根本的生命动力。肾气和胃气是我们生命的两个根本。如果这两个根本飘摇不稳，生命就危如累卵。凡病都是本气之病，本气强则不容易生病。

二、"有胃气则生，无胃气则死"

这是《黄帝内经》中的一个重要观点。李老在临床上充分认识到久病、难症痼疾、重危急症必须先救胃气，保得一分胃气，便有一分生机。如果见病治病，不顾两本，妄用苦寒攻伐，那就是我们医生的罪过。胃气一伤，非但不能运化饮食，而且不能运化和运载药力。

在临床上，存在比较难把握的两点：一是在初用苦寒攻下的药后，效果显著，以致易形成"路径依赖"，不停地给病人服用，稍不留神就会用过量，伤及胃气。二是有一些危重症病人，毫无食欲，饮食不进，全身无力，胃气已经败绝。在

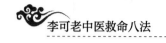

此关头，究竟是先治病，还是先救胃气？答案是肯定的，两难之下仍要以救胃气为先。只有等胃气来复，才能够运载和运化治病之药的药力，才能够发挥药效。因此，在临床应用的过程中，需得注意对"度"和时机的把握。

李老曾反复强调："凡治病以顾护胃气为第一要义。"胃气是五脏六腑的后勤部，"运中土可以溉四旁"。保胃气是治病的第一大法门，因为五脏皆禀气于胃。在《伤寒论》中，张仲景发明的理中汤便是"保胃气的第一方"。在治疗一些慢性病、疑难病、急危重症的时候，将理中汤作为基底，先保胃气，这就是理中汤能治百病的含义。

三、"救肾气"

先天肾气也称"命门之火"。"火神派"的始祖郑钦安讲："唯此一丝真阳为人生立命之本。"彭子益把肾气称为"阳根"，即阳气的根底。这道真阳是我们生命的原动力。根据五行圆运动之理，火生土，我们的脾胃如釜，元阳为釜底之火。所以凡治病如果是用脾胃病的本药没有效果，即需速速温养命门之火，火旺自能生土。

人参、干姜、白术、炙甘草是针对脾胃虚弱、脾胃虚寒本身来用药的。如若用药效果不明显，便要速速加上附子和肉桂，才能温养命门之火。所以附桂理中汤是救肾气、治百病的药方。

李老亦曾强调："五脏之伤，穷必及肾，生死关头，救阳为急，存得一丝真阳，便有一线生机。"这便要用到破格救心汤。阳气欲脱就不只是釜底无火，上焦的心阳也濒临衰竭。阳气危亡的时候，只救肾是不够的，还要用破格救心汤来救阳气、振心阳。

四、"伤寒六经实是阴、阳两经，也就是胃、脾中气的升降而已"

一部《伤寒论》，三阴三阳病，最终归为阴、阳两类。阳明胃经属土，万物所归，对应用承气汤；六腑的阳气不能下降，要用承气汤通降阳明。太阴脾，中气不升，脾气不升，那就用理中汤或附子理中汤来温阳、扶阳，来升中气、升脾气。伤寒六经的病、三阴三阳的病，最终均归结到脾胃的升与降。中焦的中轴，胃和脾的升降功能恢复正常，人整体的气机就有了生机。

前文提到，人体的本气是先天的肾气与后天的胃气构成的浑元一气。人体感受了外邪，若本气强，则邪气会从热化、实化，便会得三阳病，即太阳病、少阳病、阳明病。三阳统于阳明，故治在阳明。若本气弱，且感受外邪，邪气会从虚化、寒化，就会产生虚寒证，而不是实热证，这便是三阴病。三阴统于太阴，治在太阴，即治在太阴脾。

对此，李老常提醒吾辈牢记：阳明之燥热永不敌太阴之寒湿。阳明的燥热源于天气，也就是人体的阳气；而寒湿则源于地气。人体的生命全依赖于阳气，才能生生不息，一旦阳气消失，只剩下阴气，便是一潭死水，毫无生机，生命亦停止。所以说，阳明的燥热永远敌不过太阴的寒湿。故而，我们在

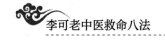

治疗三阳病、阳明病时是治疗标证，需中病即止，不可过剂。汗、吐、下三法，不能过用，否则会损伤阳气。一旦阳气受损、耗尽，只余阴气，便只剩下一副躯壳罢了，生命已逝。因此，在临床中，治疗大实证、阳明腑实证，病人大便一通即须立即停药，否则阳明实证顷刻间就可能变成太阴虚证。中气一伤，变生不测。如果是泻脱了中气，立刻就会转化为少阴亡阳的危证。

五、"伤寒 397 条，只是两大法：保胃气、救肾气。113 方只是两方：理中汤、四逆汤"

《伤寒论》397 条，条条是法，但不论是阳明三急下，或是少阴三急下，始终都围绕着保胃气、救肾气的基点。所以理中汤、四逆汤是基础方案。其中，太阳病里条文最多，而且其误治坏病也记载最多，救误之法自然也最多。如果我们误用了汗、吐、下，所损伤的便是胃气，所以救误之法即是救胃气。胃气一伤，升降乖乱，当升者反而下陷，当降者反而上逆，五行圆运动乖乱，便成病。因此，理中汤救胃气以复中轴，让升降复常，四维得安，则病愈。

少阴病的阶段，脉微细，但欲寐，阳气将脱，真阳将亡。这个时候人体的阳根岌岌可危，就要用四逆汤破阴回阳，挽救生命。最后也要用到李老的破格救心汤。

六、"现代人类体质多虚，阳虚者十分之九，阴虚者百难见一。六淫之中，风寒湿为害十之八九，实热证百分之一二"

虽然全球变暖已成为大趋势，但实际上我们生活的小环境却一天天地在变冷。为什么？整日吹空调，吃冷饮，日夜颠倒，熬夜无度，身体受寒伤阳的机会也随之大增。故而，现代人体质多以虚寒为主。

所谓六淫，是指风、寒、暑、湿、燥、火这六种邪气。现代生活中，大部分时间我们都是吹着空调，喝着冷饮，受着风、寒、湿邪的侵害，这也直接导致了风寒湿邪证占十之八九，实热证却只占百分之一二。故而李老感慨："地无分南北，国不论中外，全球如此。"所以，医者在临证时，切不可大意。需谨记：一切外感必夹内伤。感冒伤风、鼻塞、流涕、头痛、发热、咳嗽等症状，其实均有本气不足的内伤。李老给吾辈提供了一个经验方：麻黄附子细辛汤加人参、乌梅、炙甘草。此方可以通治一切外感，在开表闭的同时以固本气为主，属于扶正托透法。临床上，吾辈可以去广泛实践探索。

七、"人身各部，头面四肢，五官九窍，五脏六腑，筋骨血脉，但凡一处阳气不到便是病"

前面提及，现代人得病，风、寒、湿邪占十之八九。寒湿之邪停积在体内会阻碍阳气的运行，阳气达不到的位置就会产生疾病，出现疼痛、肿胀，甚至麻痹麻木、活动不利、

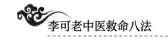

拘急、肿瘤。这一系列的症状都由阳气不到所致。李老认为沉寒痼冷、顽固性的疾病，以及一切的肿瘤都与这个原因密不可分。

在治疗过程中需谨记："病之来路，即病之去路。"病邪从外部肌表，到腠里，到筋骨，到血脉，再到六腑，最后到五脏，层层深入，由外到里，由浅入深，其来路即是去路。治疗的时候需得从里往外，层层托透，把邪气驱赶出身体。

与此同时，还可以引申出一条原理："一处阳气可见，一处也是病。"人体的阳气是被裹藏在阴精里面的，如果阳气外露，是可以观察得到的。如常见的牙痛、口疮、痤疮、面颊颧红如妆，这些都是阳气可见的表现，以及五心烦热、手脚心烫，但是手脚背凉，也都是阳气外露的表现。后文中，笔者还会举很多医案详细讲解。我们在治疗阳气不到或者阳气外露的疾病时，采用的方法有所不同。阳气不到，需要通阳、扶阳、温阳；阳气可见，则需要潜阳、敛阳。

八、"扶阳是真理，八法不可废"

阳气如同人生命中的太阳，阳强则健，阳旺则寿，阳弱则病，阳衰则危，阳亡则死。阳气很强的人，身体会比较健康；阳气很旺盛的人，寿命就比较长；阳气比较弱的人，就很容易生病；若阳气已经衰微了，病就会非常重，十分危急；如果最后阳气亡脱了，这个人也就死了。

为什么会出现阳气受损的表现？正是因为有阴邪在作祟。因此，治疗原则正是扶阳抑阴。扶阳是真理，此为根本大法。

扶阳的方法包括护阳、温阳、潜阳、通阳、救阳，一刻不敢忘。治病用药，亦需切记不可伤阳。邪气阻隔，会导致阳气不达、不畅、不通、不潜、不敛、不藏。为了恢复阳气的圆运动，可采取汗、下、吐、和、温、清、消、补八法，方可使阳气的通路重新打开，使阳气的圆运动重新复原，所以此八法不可偏废。所有的治疗方法及用药，毋论派系，均为打通阳气的通路，使阳气的圆运动恢复正常。这是李老时时强调的治疗根本法则。

李老一生为人、行医、治学无不为人称颂。在此仅稍加解读，以助大家在阅读了解救命八法前，奠定一个基本原则，便于原汁原味地理解和学习。

各论

破格救心法

李老"救命八法"的第一大法非破格救心法莫属。破格救心法是李老在发明了破格救心汤以后逐渐形成的一个治疗大法。李老在行医生涯中发明了破格救心汤。在20世纪60年代的时候,李老给一位农妇开了3剂四逆汤,因为正是农忙时节,农妇的儿媳因为农忙,想一次把药都煎好,再给她婆婆吃。儿媳煎好药以后,把药摆在家里,便出去忙了。然而,待她回来给婆婆喂药的时候,竟错把3剂药量当作1剂,不停地喂给婆婆。不可思议的是老太太不但没有因药物过量中毒,反而起死回生!李老受此案启发,发现了中医的一个奥义——剂量。

机缘巧合,令李老拨云见日,寻到此"霹雳手段",发明了伟大的破格救心汤。这个发明一举使中医摘掉了自仲景之后戴了一千八百余年的"慢郎中"帽子!赞之!叹之!

李老曾言,在此之前他也用过四逆汤,然而那些病人却是生死参半。在这个机缘巧合以后,他便在加重四逆汤用量的基础上又合了张锡纯的来复汤,后又经反复试验加味,形成了最终的破格救心汤。

此后,在李老近50年的行医生涯中,他不断地拓展破格救心汤的用法和使用范围,逐渐形成了破格救心法。此法让中医大夫在一切疾病处于阳亡欲脱的紧要关头时有了起死回

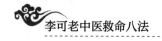

生的利器；一切疾病一旦出现阳虚的苗头，即可使用破格救心平剂，救阳气于萌芽。

一、什么是阳气

在天球，太虚元气一动，北斗依次而转，斗柄东指，天下皆春。《史记·天官书》说："斗为帝车，运于中央，临制四乡，分阴阳，建四时，均五行，移节度，定诸纪，皆系于斗。"

在地球，斗柄东指时，太阳向北回归线运动，地面上受到太阳照射的热量增多，也就是阳气逐渐旺盛起来，春天就到来了，万物复苏。太阳给地球带来了温暖，带来了阳气，促大地寒来暑往，四季交替，春生夏长，秋收冬藏；随着太阳在南北回归线之间往来运动，花草"一岁一枯荣"，所有的生命完成自己的轮回。

《素问·宝命全形论》曰："夫人生于地，悬命于天，天地合气，命之曰人。"因此，在人体，元气即阳气，由先天父母之精所化生，由后天水谷精气和自然清气滋养而成。

天不可一日无太阳，人不可一刻无阳气。

人活一口气，这口气就是阳气！

二、阳气的状态

阳气的正常状态：充盈而归位，周流而不息，潜藏而不露。

阳气的异常状态：

①阳气不足：阳弱则病，阳衰则危，阳亡则死。②阳气不流：一处阳气不到，一处即是病。五脏六腑、皮毛经络、表

里内外，只要哪一个部位阳气不能到达，那个地方就会生病。③阳失潜藏：一处阳气可见，一处即是病。我们常说的"上火"体质，都是下寒上热，或里寒外热，或是火不归原等阳失潜藏所引起的。

三、破格救心的"破格"究竟是破什么格

（一）破药物剂量的"格"

我们除了要恢复仲景用药剂量的本来面目之外，还要突破仲景用药剂量的范围。没有霹雳手段，空怀菩萨心肠，是无法救性命于顷刻，挽狂澜于既倒的！"救阳"亦是没有办法做到的。

笔者曾在医院工作过一段时间，无论是去进修，抑或是读研，主要的精力都放在研修西医方面。笔者记得用地高辛、阿托品抢救农药中毒，用地高辛、毛花苷C治疗心衰，可以说都是用到了"中毒剂量"。毒与效就像是天平的两端，存在着一个非常微妙的、平衡的点。不过，西医的监测手段非常多样、全面，可以佩戴心电监护仪、通过抽血分析血药浓度，运用这些方法来控制药物有效剂量和中毒剂量的平衡。

所以从这个角度来看，中西医是相似的，常见病用常用量，急危重症、重大疾病则加大剂量，才有真正解决问题的可能。因此，我们不但要恢复仲景用药的原剂量，更要突破他的剂量范围，这既是临床的需要，也是病情的需要，并非天方夜谭。

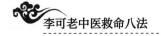

（二）破见病治病的"格"

到了急危重症的最后关头，用药已经起不到既病防变、轻病防重的效果。因此，我们必须能够见微知著，一见心衰苗头便立即采取"截断扭转"法，以防微杜渐，把心衰消除在萌芽之中，这便是破见病治病的"格"。

"截断扭转"法是上海著名老中医姜春华先生在治疗温病的过程中发明的一个方法。温病有"卫、气、营、血"四个阶段的治疗原则，"到气才可清气，入营尤可透热转气"，这些便导致我们一步一步地变成了"慢郎中"。如果我们明明知道病邪下一步要入营、要动血，而我们一直等到它入了营分、动了血分，再用清营汤，用犀角地黄汤，那便为时晚矣。所以姜春华先生提出"截断扭转"，不要等已经出现了症状、证候，出现了严重的并发症才开始用药，一定要提前用药，这便是"截断扭转"的核心。

李老非常认同此法。所以他在治病过程中，一旦病人出现了心衰苗头，出现了心阳不足，马上就要破格救心。否则心衰已成，患者九死一生，医者焦头烂额。这就是《素问·四气调神大论》中所批判的"渴而穿井，斗而铸锥，不亦晚乎"！因此，我们必须要破见病治病的"格"。

（三）只有破格，方可救心

心属火脏，心火源于坎中之真阳，这点真阳便是我们生命的种子。彭子益《圆运动的古中医学》中提出，如果心阳已衰，生命危急；心阳一脱，生命就终结。所以我们运用破格救心一法，目的在于救治心阳，各种疾病到了最后阶段都会出现心阳虚衰的证候。医院住院部医生写死亡病历的时候，最后都会写到呼吸循环衰竭，病人死亡。循环衰竭就是心阳虚脱最后的表现，所以治病时时刻刻要想着救心、救阳。救心的本质就是要救回阳气，方法就是运用李老发明的破格救心汤。

四、关于阳气与疾病的关系

李老曾言："没有太阳，地球上的生命也就结束了。没有了真阳，人也一样不能生存，阳气是我们生命的原动力""阳强则健，阳旺则寿，阳弱则病，阳衰则危，阳亡则死。"

一个人的身体强不强壮、是否长寿，都跟他的阳气旺不旺盛密切相关。阳气一弱，就会生病；阳气一衰，就会得重大疾病；阳气一亡，人的生命也就随之结束。在治病过程中，务必要牢记此原则，治病用药切切不可伤阳，时时刻刻不忘护阳、温阳、养阳、通阳、救阳。因此，李老总结道："生死关头，救阳为急。破格救心汤的创立也是从这个思路来的。"

五、破格救心汤组成、主治功效和方解

【组成】附子30～200克，干姜60克，炙甘草60克，高丽参10～30克（另煎兑入），生山萸净肉60～120克，生龙牡粉、活磁石粉各30克，麝香0.5克（分次冲服）。

【煎服方法】病势缓者，加冷水2000毫升，文火煮取1000毫升，5次分服，2小时1次，日夜连服1～2剂。病危

急者，武火急煎，随煎随喝，或鼻饲给药，在 24 小时内，不分昼夜频频喂服 1～3 剂。

【功效与主治】李老言："本方可挽垂绝之阳，救暴脱之阴。凡内外妇儿各科危重急症，或大吐大泻，或吐衄便血，妇女血崩，或外感寒温、大汗不止，或久病气血耗伤殆尽……导致的阴竭阳亡，元气暴脱，心衰休克，生命垂危（一切心源性、中毒性、失血性休克，以及急症导致的循环衰竭），均可使用。"

【症状】冷汗淋漓，四肢冰冷，面色㿠白或萎黄、灰败，唇、舌、指甲青紫，口鼻气冷，喘息抬肩，口开目闭，二便失禁，神志昏迷，气息奄奄。脉象沉微迟弱，一分钟 50 次以下，或散乱如丝，如雀啄屋漏；或脉如潮涌壶沸，数急无伦，一分钟 120～240 次及以上。

凡心跳未停，一息尚存者，急投本方，1 小时起死回生，3 小时脱离险境，一昼夜转危为安。

【方解】

1.《伤寒论》四逆汤原方：甘草二两（炙），干姜一两半，附子一枚（生用，去皮，破八片）。

上三味，以水三升，煮取一升二合，去滓。分温再服。强人可大附子一枚、干姜三两。

2.张锡纯来复汤原方：山萸肉 60 克，生龙牡粉 30 克，生杭芍 18 克，野台参 12 克，炙甘草 6 克。

3.药物特点分析

（1）附子：大辛、大热、有大毒。其性走而不守，通行十二经脉，有升无降。回阳救逆，祛寒止痛。

（2）生山萸肉：张锡纯认为山萸肉"尤能收敛元气，固涩滑脱，收涩之中，兼具条畅之性。故又通利九窍，流通血脉，敛正气而不敛邪气"。用之，可助附子固守已复之阳，挽五脏气血之脱失。

李老指出此点极为重要，为古今诸家本草未曾发现之特殊功效，可适应一切心衰虚中夹瘀的证候。对冠状动脉粥样硬化性心脏病（简称"冠心病"）尤为适宜。

【配伍分析】

附子其性走而不守，辛热之性易致阳气亢越上冲，此其偏性之一：附子乃纯阳之品，激肾火而救心火，然辛热容易导致阳气上冲直达，易致心律失常等不良反应，即毒性。配伍炙甘草，一方面炙甘草可直接解附子之毒，另一方面炙甘草为"健脾补土第一药"，可补土以伏火，能有效地佐制附子辛热上冲之热性，阻挡其辛热上冲之火直冲心脏，故用炙甘草而非生甘草。

附子大辛，好走窜，药力过于迅猛，升散无度，此其偏性之二：附子回阳之力迅猛，升散无度，已复之阳气易在附子辛热之性的带动下窜动无制。生山萸肉酸涩收敛，可助附子固守已复之元阳，使阳气升发有序、适度。生龙骨、生牡蛎、活磁石可收敛元气，潜降阳气，改变附子只升不降之特性，使其有升有降，使元阳潜入坎中。

附子大辛大热，易伤真阴，此其偏性之三：如素体虚弱或阴虚之人直接服用，则易见不良反应。而高丽参味甘、性微寒，能够生津以和阳，提高人体对附子的适应能力，防止附子大热而损伤阴津。

李老破格重用附子、生山萸肉后，使本方发生了质的飞跃。破格救心汤大大增强了仲景四逆汤类方回阳救逆的功效。麝香、龙牡、磁石的加入，更使本方具备了扶正固脱、活血化瘀、开窍醒脑、复苏高级神经的功能，从而救治呼吸循环衰竭，纠正全身衰竭状态，确有起死回生的神奇功效！

【毒性与解毒】

在破格重用附子这一类所谓毒性药物的过程中，学界始终存在着不同的声音抑或是质疑，毒与药的关系也始终是我们不断探索研究的课题。

1.中药毒性到底指的是什么

（1）广义之毒，为药物的总称。《周礼》有云："医师，掌医之政令，聚毒药以供医事。"张子和言："凡药皆有毒也，非止大毒、小毒谓之毒。"

（2）狭义之毒，指药物的偏性。张景岳言："药以治病，因毒为能，所谓毒药，是以气味之偏也。盖气味之正者，谷食之属是也，所以养人之正气；气味之偏者，药饵之属也，所以去人之邪气。"

（3）真正有毒副作用的中药，专指中药中明确标明"有毒"的药物，由于用量过大或炮制不当等原因而容易导致中毒。

我们常说"是药三分毒"，只因无毒不成药。大毒治大病，小毒治小病，无毒只养生。

2. 中药的毒性是一种基于药效的偏性

没有偏性就没有药性。偏性越大，毒性就越大，药效也就越强。我们常说的"寒、热、温、凉"和"酸、苦、甘、辛、咸"就体现了中药的性和味的偏性。在这里，笔者用简明易懂的方式解释为：偏性 = 毒性 = 药性。

（1）"药证相符"则毒性为"药性"，剂量与疗效呈正相关。譬如，治疗阳虚证，即使用附子，也是补药。如果是阳气不足，用小剂量附子即可；阳衰就要用大剂量附子才行；若是阳气将亡、将脱，非破格使用超大剂量附子无以挽回。

（2）"药证不符或相反"则药性可为毒性，剂量与毒性呈正相关。譬如阳虚证用滋阴药，药证不符，久之则会伤阳气；如果是热证反用热药，药证相反，药入则病剧，即使用附子，亦可杀人。

3. 中药是如何通过配伍来实现减毒增效的

（1）针对主药的偏性（药性），我们通过配伍来增强人体适应主药偏性的能力，而不是通过配伍降低主药的偏性。如此，便可达到减毒而不减效的目的。

（2）针对主药性味归经的特点，通过配伍改变其偏性在人体表达的方式和途径，使药性的表达更符合病证需要，从而实现减毒增效的目的。

（3）基于药物本身的化学反应来实现，主要通过传统的药物配伍后的炮制、煎煮所发生的化学反应来改变药性。

4. 关于附子的毒副作用

附子最早记载于《神农本草经》："附子，味辛、温，主

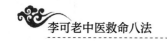

风寒咳逆邪气，温中，金创，破癥坚积聚，血瘕寒湿，踒躄拘挛，膝痛不能行步。"附子，大辛、大热、有大毒。其性走而不守，有升无降。

虞抟：附子禀雄壮之质，有斩关夺将之气，能引补气药行十二经，以追复散失之元阳；引补血药入血分，以滋养不足之真阴；引发散药开腠理，以驱逐在表之风寒；引温药达下焦，以祛除在里之冷湿。

5. 关于附子的排病反应

暴泻、皮疹、发热、呕吐痰涎，或者疼痛、咳嗽、痔疮等原有的症状加重等。出现这些症状，往往是"药中病所"，是药病相争、正胜邪却的表现。

6. 判断是否为排病反应的依据

出现上述症状之后，如果精神不倦怠，饮食不减少，体力不下降，即可断为排病反应。否则，应考虑是药不对症，或者药物中毒。

同时，要与胆巴中毒反应相鉴别。

7. 胆巴中毒症状

胃部烧灼感、恶心呕吐、口干、痉挛性腹痛、腹胀、腹泻，可伴有头晕、头痛、皮肤出疹等，严重者可致昏迷，甚至呼吸麻痹和休克，以致循环衰竭而死亡。

8. 关于胆巴在附子加工炮制中的作用

胆巴即卤水，是"煮盐初熟时，槽中沥下来的一种黑色浓汁。味苦，不能吃……气味咸、苦、有大毒"(《本草纲目》)。成分：氯化镁（70%以上）、氯化钠和一些金属离子。

其中氯化镁可使蛋白质凝固，可用于制作豆腐。即我们俗话说的："卤水点豆腐，一物降一物。"

作用：防腐保鲜。因古代井盐的主产区在四川自贡，附子的道地主产区江油亦同在四川。煮盐剩下的副产品胆巴是保鲜的好材料，自贡距离江油不远，运输方便，价格便宜。

江油附子的特点是"隔夜烂"，必须在采挖的当天浸泡到胆巴池子中，否则，就如同山东肥城的水蜜桃一样，会很快烂掉。

胆巴没有任何的药效，如果使用过量，只会引起中毒。所以，附子炮制的第二道重要工序就是要在长流水中漂净胆巴。

附子掺假的主要手段就是"灌胆"。掺有胆巴的附子重量可以是正常的2~3倍。因此，质量好的附子绝不能有咸、涩味。

9.关于附子"去麻"的问题

附子的麻味：将附子或制附子放入口中咀嚼，在舌、唇和口腔黏膜会产生类似嚼花椒后的麻舌感，同时唾液会明显增多。

笔者曾三赴江油，采挖生附子两枚，带回实验室烘干后，于下午五点左右，切下一粒芝麻大小带有黑皮的生附子，嚼之，即刻出现嘴唇、舌头发麻的感觉，麻味比嚼花椒要大许多，随之口水不断流出，持续约三小时，到晚上八点左右才消失。

附子的"麻味"主要来自双酯类生物碱。成年人摄入

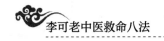

3~4毫克双酯类乌头碱即相当于一个生附子的含量，就可能中毒身亡。

在第一次赴江油彰明镇考察时，当地种植附子的村支书曾亲口告诉我们，当年还是在办人民公社的时代，他们生产队里就曾有一位农妇因家事吵架，一怒之下吃了两个生附子，未能抢救过来而最终丧命。

药理研究：乌头碱、中乌头碱和次乌头碱等双酯型生物碱，经加热水解，脱去一个酯键，形成单酯生物碱（苯甲酰乌头胺），毒性仅为乌头碱的 1／200；再加热水解，再去一个酯键，则水解成氨基醇类生物碱（乌头胺），毒性仅为乌头碱的 1／2000。

《中国药典》：炮制到不麻口。

临床医家：煎煮到不麻口。

火神派代表医家吴佩衡在使用附子时，即要求病家要"宽水煮透，以尝不麻口为度"。因为双酯型生物碱遇热水即解是附子炮制减毒的重要手段。

但有时炮制太过，一味强调安全性，则容易忽视药物的有效性。

明代张介宾曾言炮制附子："应庶得生熟匀等，口嚼尚有辣味是其度也；若炒太干，则太熟而全无辣味，并其热性全失矣。故制之太过，则但用附子之名尔，效与不效，无从验也。"此法至今仍是我们炮制附子时重要的经验判断指标。

张仲景在治疗脉微欲绝、阳气衰微的四逆汤及其类方中均用生附子。李老在抢救心衰等急危重病人时，亦曾言及"附子的毒性，就是救命的仙丹"。因此，附子的炮制应该以保留轻微的麻舌感为佳。

但在应用时，亦要向病人交代清楚，必须多加水，煎煮到口嚼附子没有麻舌感时，再入他药同煎；当然，急救除外。

然而，时过境迁，现在我们煎煮附子时已无须先煎了。当年先煎是因为在加工过程中，有的商家和药农为了省工时、节约燃料，导致附子没有蒸透心，还残留了一部分生的附子，所以临床使用时必须先煎煮透，才能避免中毒。而现在附子中毒的主要原因是胆巴残留。无良者在加工时，有意不漂净胆巴；更恶劣者会故意掺入胆巴，在造假行话中把这叫作"灌胆"，如此可以大幅增加商品熟附子的重量。正常情况下，2.5 千克新鲜生附子大约可加工成 0.5 千克熟附子，但通过"灌胆"，却可以加工出 1 千克甚至 1.5 千克的熟附子，既牟取了暴利，又打压了正品附子的市场，实是损人利己之卑劣行为。

【拓展应用】

破格救心法在临床运用的过程中用途非常广泛。除了"挽垂绝之阳，救暴脱之阴"以外，更能够在阳气不足的苗头初现之时运用到。破格救心法的本质就是追复失散的元阳，恢复人体阳气正常的圆运动状态。所以，它能够拓展到一切元阳散失、圆运动失衡所引起的疾病。

李老曾说："凡亡阳竭阴之端倪初露，心衰症状初现。"譬如说动辄喘急胸闷，常常于睡梦中憋醒，平时畏寒肢冷，时时思睡，夜尿多，无痛性心肌梗死，倦怠乏力，胸憋自汗

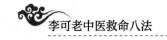

等，这些心阳初步损伤的症状出现的时候，或者说有一些早期的心衰症状的时候，皆可急投本方平剂。这就拓展了破格救心法的运用范围。

所以一切阳虚阴盛的疾病均可以用破格救心法来扶阳抑阴，抑制阴气弥漫，救治疾病于萌芽，通过截断扭转病势的传变，达到既病防变，实现"上工治未病"的目的。

破格救心汤里面李老加了龙牡、磁石以后，是扶阳跟潜阳同时并用，故而不可能出现所谓的"上火"，这也是祝味菊老先生温潜法的要领，既有温法扶阳，又用潜降敛阳，从而恢复阳气的圆运动，绝无"上火"之弊。

1.肺系诸疾而见心衰气喘不能接续者，为久病及肾，阳衰不能纳气。肺气肿或哮喘都有可能出现肾不纳气的情况，实际上都是心阳已有虚衰的苗头。此时要用破格救心平剂，加上胡桃6枚，再合人参就是人参胡桃汤，再加蛤蚧尾1对、沉香粉3克，跟高丽参粉分次吞服，纳气归肾，立解其危。肺系疾病久而传变，都可能出现肺心病，最终进展到心衰。所以在出现肺心病苗头的时候，必须合上破格救心汤。

2.鼻衄，即大出血不止，有日夜出血量达半脸盆者，面赤如醉，脉如波涛汹涌，重按则无。这种情况也属于阴虚于下，龙雷之火上奔无制；阴竭阳亡之变就在顷刻，切不可妄用寒凉清热止血。此时因为阴虚于下，龙雷之火上奔无制，会致使阴竭阳亡。必须用破格救阳法，投破格救心汤平剂，同时合引火汤。引火汤在引火归原法一章再作详尽介绍。

破格救心汤平剂与引火汤合用，滋阴培阳，引火归原，李老认为此法治疗诸如鼻子大出血等，一剂立止，见效飞快。

如果出现吐血、咯血，或者是妇女的暴崩出血，或者是大便慢性出血以后，突然四肢厥冷，大汗淋漓，面白如纸，气息奄奄，这是气随血脱，阴损及阳，阳衰不能统摄血液。此时也要速投破格救心的平剂。需注意用煅龙骨、煅牡蛎加强其固摄的作用，而不只是敛降，更要把血固摄住，加强止血作用。同时山萸肉重用到 120 克，干姜改为姜炭。同时用三仙炭（谷芽炭、麦芽炭、山楂炭），这是李老惯用的止血三炭，李老在治疗出血性疾病时，最常用的"止血四炭"就是姜炭、谷芽炭、麦芽炭和山楂炭，各 10~15 克。同时还要用血余炭 4 克冲服。再加生黄芪、当归、阿胶、熟地以滋阴救阳，益气固脱，阳气固住，止血补血，滋阴救阳。

3. 一切沉寒痼冷诸症危重阶段。例如风心病心衰阶段，病人常感有一股冷气由脐下沿腹正中线向上攻冲奔迫，阵阵发作，冲至咽喉，大汗淋漓，人即昏厥。这些症状与《金匮要略》描述的"奔豚气"非常类似，这便是"阴阳不相维系"的阳从上脱的危症。此时也要用破格救心汤平剂加煅紫石英、油桂粉、沉香粉各 3 克冲服，直入肝肾，破沉寒痼冷，安镇冲脉，下咽立效。

破格救心汤在拓展到破格救心法以后，实际上是熔救阳、扶阳、敛阳、通阳几法于一炉，其用途更为广泛。只要阳气不通、不足、不敛、不潜、不藏，我们都可以运用破格救心法来保护阳气、扶助阳气、敛降阳气，以恢复阳气正常的圆运动状态。这是破格救阳法在临床上能够得以广泛运用的根

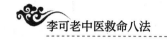
3

本原因。李老既已发明破格救心法，后学者是否能够发明破格救肺、破格救肾等法和方呢？还需我们在临床中不断去实践和突破。

【典型案例】

[**病案 1**] 李老治肺心病心衰、呼吸衰竭合并脑危象案

闫某，男，60 岁。初诊：1995 年 3 月 24 日凌晨 4 时病危，急邀李老赴诊。

诊见：患者昏迷不醒，吸氧。面如死灰，唇、指、舌青紫，头汗如油，痰声辘辘，口鼻气冷，手冷过肘，足冷过膝，双下肢烂肿如泥，二便失禁，测不到血压，气息奄奄。询知患阻塞性肺气肿、肺心病代偿期已达 10 年之久。本次发病 1 周，已先于县医院抢救了 6 日，昨夜子时，突然暴喘痰壅，昏迷不醒，医院下达病危通知，安排出院，家属已着手准备后事，邀李老前去尽最后的人事。

县医院内科诊为"肺心病心衰、呼吸衰竭合并脑危象"，已属弥留之际。

切脉散乱如雀啄屋漏，移时一动。前人谓，凡病情危重，寸口脉难凭，乃按其下三部趺阳、太溪、太冲三脉，尚属细弱可辨。

此症子时濒危未死，子时后阴极阳生，已有一线生机。至凌晨 4 时，十二经营卫运行肺经当令，本经自旺。病情既未恶化，便是生机未绝！

李老遂速投破格救心汤大剂，以挽垂绝之阳而固脱，加三生饮豁痰，麝香辟秽开窍醒脑而救呼吸衰竭。方见：

附子 150 克，干姜、炙甘草各 60 克，高丽参 30 克（另炖浓汁兑服），生半夏 30 克，生南星、菖蒲各 10 克，净山萸肉 120 克，生龙牡粉、活磁石粉各 30 克，麝香 0.5 克（分冲），鲜生姜 30 克，大枣 10 枚，姜汁 1 小盅（兑入）。

因病情危急，上药加开水 1.5 千克，以武火急煎，给患者随煎随灌，不分昼夜，频频喂服。

3 月 25 日 6 时二诊：得悉于半日一夜内服完上方 1 剂。子时过后汗敛喘定，厥冷退至肘膝以下，手足仍冰冷。面色由灰败转为萎黄，发绀少退，痰鸣大减。唤之可睁眼，神志仍未清明。六脉迟细弱代，48 次 / 分，已无雀啄、屋漏之象，回生有望。

李老遂嘱其家属按原方附子加足 200 克，余药不变，日夜连服 3 剂。

3 月 26 日三诊：患者已醒，唯气息微弱，声如蚊蚋，四肢回温，可以平卧，知饥索食。脉沉迟细，58 次 / 分，已无代象。多年来喉间痰鸣消失。其妻告知，昨夜尿湿大半张床褥，腿已不肿。这正是大剂量附子破阴回阳之效，真阳一旺，阴霾自消。病已脱险，元气未复。

李老续给原方 3 剂，去生半夏、生南星、菖蒲、麝香。附子减为 150 克，加肾四味（枸杞子、菟丝子、盐补骨脂、淫羊藿）及胡桃肉各 30 克温养肝肾精气以固脱。每日 1 剂，煎分 3 次服。

3 月 30 日四诊：诸症均退，食纳渐佳，已能拄杖散步。

计前后四诊，历时 5 天，共用附子 1.1 千克，山萸肉

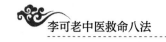
0.75千克，被西医宣判"死刑"的九死一生之垂危大症终于得救。

[**病案2**] 李老治风心病心衰垂危案

吴某，55岁。患风湿性心脏病12年，顽固性心衰5年，心功能Ⅲ级。近5年大部分时间均在医院度过。

1977年6月23日，患者在某医院住院治疗月余。病情加重，急性心衰合并室颤，心率212次/分，医院已发病危通知书，家属仍坚持做最后努力，要求中医会诊。

9时30分，李老诊见患者目暗无神，面如死灰，头汗如油，神志昏糊，喘不能言，气息奄奄，小便自遗。唇、舌、指甲青紫，口鼻气冷，全身冰冷，仅胸部微温，腹胀如鼓，下肢烂肿如泥，吸氧，测不到血压，寸口部脉如游丝。五脏绝症已见其三，元阳垂绝，危在顷刻！所幸是下三部太溪根脉微弱可辨，为一线生机。

李老遂果断投大剂破格救心汤，重用附子200克，加沉香粉3克（冲）、油桂3克（冲），茯苓、泽泻各30克，以纳气归肾、利水消肿。武火急煎，边煎边灌。

患者10时许开始服药，一刻钟后阳回厥退，汗敛喘定。11时30分知饥索食，心率降至100次/分，脱险。李老嘱患者原方再取3剂，每3小时1次，昼夜连服。约下午4时，水肿消退，心率降至82次/分，已能挂杖出行。

此案计前后31小时，服附子0.75千克、山萸肉0.5千克，古今曰为必死之症，竟获治愈！

[**病案3**] 李老治冠心病心绞痛发作或急性心肌梗死案

冠心病心绞痛发作或急性心肌梗死属中医学"真心痛"范畴,《黄帝内经》中有"朝发夕死"的记述。病势凶险,危在顷刻,当分秒必争,针药并施。

遇到本病应先冲服净麝香 0.5 克、冰片 0.05 克,或含化速效救心丸 5 粒、苏合香丸 1 粒。取毫针重刺素髎、左中冲,于左内关行提插捻转,约 5 分钟,痛可止,以便为辨证施救赢得宝贵的时间。

李老曾用此法治愈查某,男,60 岁。

1982 年正月初六急诊,经县医院心电图确诊为冠心病月余。14 时心绞痛发作,含化硝酸甘油片可缓解半小时,患者不以为意;至 18 时许,绞痛再发,含剂及亚硝酸异戊酯吸入无效。内科会诊拟诊为急性心梗,建议急送省级医院抢救。然因时间紧迫,寻车不易,乃邀李老诊视。李老见患者面青惨,唇、甲青紫,大汗而喘,肢冷,神情恐怖,脉大无伦,120 次 / 分,舌边尖瘀斑成条成片,舌苔灰腻厚。

李老急予上法针药并施,果然约 10 分钟痛止。

由于患者年高,肾阳久亏于下,春节劳倦内伤,又过食肥甘,致痰浊瘀血阻塞胸膈,属真心痛重症。且亡阳厥脱诸症毕见,李老遂投破格救心汤大剂变方:

附子 150 克,高丽参(另炖浓汁兑入)、五灵脂各 15 克,瓜蒌 30 克,薤白 15 克(酒泡),丹参 45 克,檀香、降香、砂仁各 10 克,山萸肉 90 克,生龙牡、活磁石、郁金、桂枝尖、桃仁、细辛各 15 克,莱菔子(生炒各半)各 30 克,炙甘草 60 克,麝香 0.5 克,三七粉 10 克(分冲),2 剂。

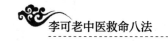

此方以参附龙牡、活磁石、山萸肉救阳敛阴固脱；高丽参、五灵脂同用，益气化瘀，溶解血凝；瓜蒌薤白白酒汤合莱菔子，开胸涤痰，消食降胃；丹参饮合郁金、桃仁、三七、麝香，辟秽开窍，化瘀通络，细辛散寒定痛，桂枝引诸药直达心宫，加冷水 2000 毫升，文火煮取 600 毫升，3 次分服，2 小时 1 次，昼夜连服。

李老守护患者病榻左右，20 时 10 分，服第一次药后 1 刻钟汗敛喘定，四肢回温，安然入睡；至正月初七上午 6 时，10 小时内共服药 2 剂，用附子 300 克，诸症均退，舌上瘀斑也退净。

[病案 4] 李老治冠心病并发频发性室性早搏，纤颤休克案

王某，45 岁。1998 年 11 月 27 日，因急性休克收住某医院内科。诊为"冠心病心衰并发频发性室性早搏及纤颤"，经抢救 1 小时，病情无改善。因患者女婿与李老相识，遂电话向李老征询治法。

李老询知患者心跳已达 248 次 / 分，心区剧痛，大汗不止而喘，症情凶险。遂电告破格救心汤大剂急煎，令服 300 毫升，当日脱险。

次日，李老亲往诊之，脉促，134 次 / 分，尿多不渴，舌红少苔，腰困如折。乃用原方加麦冬、五味子各 15 克以救阴，嘱一日连进 2 剂。第 3 日下午，早搏消失，脉搏 84 次 / 分，可出院，令改服本方平剂 3 剂。每日 1 剂，以资巩固。后追访 1 年未复发。

[病案 5] 李老治布鲁菌病急性心衰濒危案

张某，男，28 岁。1999 年 4 月 13 日急诊，患者从事牧羊 3 年，感染布鲁菌病 1 年半，迁延失治，心、肝、肾皆受到实质性损害。4 月 3 日，突发心衰，紧急入住某三甲医院，西医最后诊断：全心扩大，室性早搏，心功能Ⅳ级，心衰Ⅲ度；胸腔积液；大动脉病变，肝功能损害，低蛋白血症；赘生物伴脱垂 AB（重）MB（轻~中）PB（轻）TR（轻）。已全力抢救 5 日无效，于 4 月 8 日早 8 时病危。专家会诊认为随时有生命危险，建议患者出院准备后事，同样是邀李老做最后挽救。

诊见：患者端坐呼吸，频咳暴喘，喉间痰鸣辘辘，呕吐涎沫；面色灰暗，神情委顿，似睡似醒，声若蚊蚋，唇指发暗，胸痛彻背；全身凹陷性水肿，脐凸胸平，睾丸水肿，尿少，日夜约 150 毫升；厌食，食入则胀急欲死，每日仅喝点稀粥；憎寒无汗，亦无涕泪；脉促，114 次/分，频见雀啄；舌紫暗，满布紫黑瘀斑。病人气息奄奄，口不能言。

李老认为本病何以演变为三阴寒凝，气化冰结的局面？原因虽已无法察知。但从脉证推断，必是初病失表，致外邪深入五脏，正虚无力祛邪外出，伏于血分，渐致阴竭阳亡。

脉见雀啄，时时有心跳骤停之险，古代医典把七怪脉列为必死之候。而患者接病危通知书已达 11 日而未死，则说明正气尚存，又正在壮年，尚有一线生机。

李老询知患者此次因感冒而突发心衰，此"感冒"二字便是生死关键！凡病皆由表入里，"表"既是邪之入路，亦是邪之出路。患者今病半月，仍憎寒无汗，是表气闭塞，外邪欲出无路，此亦为三焦气化冰结，聚水成肿之主因。少阴与太阳同病，用麻黄附子细辛汤法，温里寒，开表闭，正堪借重。表闭一开，开门逐盗，伏邪外透，便有转机。

思路既通，李老遂拟破格救心汤大剂，加麻黄、细辛开表闭，加油桂、五苓蒸动下焦气化而利水，更合瓜蒌薤白白酒汤、丹参饮开胸涤痰破瘀，麝香辟秽开窍而救呼吸衰竭：

附子 200 克，干姜、炙甘草各 60 克，高丽参 30 克（另炖），五灵脂 30 克，无核山萸肉 120 克，生龙牡、活磁石、煅紫石英、瓜蒌各 30 克，薤白 15 克，白酒 100 毫升，丹参 30 克，檀降香、砂仁、企边桂各 10 克，桂枝、白术各 30 克，茯苓 45 克，猪苓、泽泻各 15 克，桃杏仁各 15 克，麻黄、细辛各 10 克，鲜生姜 30 克，大枣 12 枚，麝香 1 克（分冲）。

加冷水 2500 毫升，文火煮取 450 毫升，兑入参汁，3 次分服，3 小时 1 次，日夜连服 3 剂。

上药于 2 日内分 9 次服完，当日服第 1 次后，头部见汗，喘咳顿减；服第 2 次后，全身得畅汗，小便大增，日夜达 3000 毫升以上，水肿消去十之七八，次日进食面条 1 碗，可起身扶炕沿来回散步，面色由灰暗转为红润，脉沉弱，82 次 / 分，雀啄脉消失，脱险。

附：刘期洋治肺心病呼衰晚期综合征（陈长青老师指导）

笔者有一位学生的叔叔，2014 年 9 月 30 日初诊，时年 52 岁。患者年轻的时候从事石匠工作 10 余年，平日好吸烟。

近 10 年以来，易感冒，反复咳嗽喘促，活动后喘促加重。常年服用解痉平喘、补肺强肾的中成药，病情并没有得到控制。最近 4 年出现了心慌、心累、气紧，稍活动症状便会加重。

2012 年，当地医院曾诊断为"矽肺"，我们当时给他用了李老的经验方——培元固本散。这个方子吃了一年半，期间他咳嗽、喘促的症状明显缓解，体质也显著改善，不易感冒，整体体质增强了。

然而，患者要靠体力劳动为生。所以一旦身体好了一点，便立即出外打工去了。

不到两个月，患者又返回老家，反复出现低热、咳嗽，当地医院怀疑是肺结核，出院以后连服了 3 个月抗结核药。

2014 年 9 月份患者开始出现食欲下降，半个月后到某市第三人民医院住院 3 天，病情反而加重。医院考虑为以下几个情况：一是肺部感染"矽肺"，二是慢性阻塞性肺疾病急性加重期，三是肺心病心衰代偿期，四是全身皮疹待诊。因其服西药以后全身长满暗红色疹，医院建议转到上级医院治疗。

9 月 27 日当晚，转到成都某医院急诊科留观，第二天转入呼吸科。住院两天连下两次病危通知。咨询当地的华西医院专家，皆认为患者生存概率非常小，继续治疗的意义不大。呼吸科主任与患者家属沟通，从经济角度出发，建议回家准备后事。

9 月 30 日中午出院。当时诊断有 8 个：1. 慢性阻塞性肺疾病急性加重期。2. Ⅱ型呼吸衰竭、呼吸性碱中毒合并代谢性碱中毒。3. 慢性肺源性心脏病（右心功能失代偿期）。4. 继发性肺结核。5. 双肺 Ⅲ 期矽肺。6. 药疹。7. 电解质紊乱（低钾低钠低氯血症）。8. 重度肝功能不全。从诊断看，患者基本上没有生存下去的可能性。

9 月 30 日晚上 7 点，患者由成都返回家中，晚上 7∶30 开始接受中医治疗。时症见：喘促不止，偶有咳嗽，可咳出少量白色泡沫痰，全身燥热、心慌气紧，吸气困难（矽肺）。肌肤灼热，手足冰冷，无汗，大小便不通，精神极差。意识尚清，可以对答，语声低微。没有食欲，面色潮红，三四征阳性，腹式呼吸，腹部膨隆，拒按。脸、眼睑、脚背稍稍浮肿，全身出暗红色疹子，没有突出皮肤，背部和四肢较多，不间断吸氧。体温是 38.5℃，呼吸 26 次 / 分，心率 110 次 / 分，舌淡红，苔黄厚腻，左脉浮弦数，有搏指之象，右脉浮细。

当时我们给出的治疗方案由笔者的学生赶回老家执行：

1. 破格救心汤。因为在当地拿药困难，所以附子的量没有用到 100~200 克，只把熟附片用到 45 克，干姜 30 克，炙甘草 30 克，生晒参 45 克，五味子 15 克，麦冬 30 克，生山萸肉 60 克，生龙牡、磁石各 30 克，炙紫菀 15 克，炙冬花 15 克，3 剂。加冷水 2000 毫升，武火急煎一小时取 300 毫升，分 3 次温服，两小时一次，喘促缓解之后再改到三个小时一次。如果病人安静入睡了，就不用再服药。

2. 针刺两侧支沟，强刺激后留针 1 小时，15 分钟行针一次，促进排便。

3. 艾灸关元、双涌泉各半小时，固护元气。

4. 垂盆草150克、瘦肉250克炖汤服用,恢复肝功能。

5. 田螺数只,取肉捣碎,加入人工麝香少许拌匀,外敷利尿点。

当晚7:30开始到9:30,针灸并用后小便通,尿量约100毫升,故没有用到方案5。到了晚上10:30,患者成功地吃了第一次药,每两小时服一次。当晚家属轮流守夜,煎药喂药。方案4因买不到垂盆草,故没有执行。当天晚上患者仍烦躁难眠,辗转反侧,不时叹息,烦躁得躺也不是、坐也不是。

两个小时服一次药,直到凌晨4:00烦躁才稍有缓解,睡了大概4个小时。这一夜小便有10次,大概排了1000毫升小便。

到了10月1日早上8:00,患者已经连续服了两剂药,仍然感到烦躁,但可以忍受。白天有一点点食欲。体温38.5℃左右,自己觉得还是燥热。晚上8:00排墨绿色黏稠便一次,排完患者比较舒服。这一天一共吃了3剂药,两小时一次,到晚上9:00再灸双侧涌泉,各一个小时,烦躁明显减轻,入睡两个小时后又开始烦躁,坐卧不安,但比前一晚已经有明显减轻,可以忍受。

10月2日,患者烦躁明显减轻,精神和食欲微好,脸色潮红退转黑,仍然喘促,自觉皮肤灼热,脉无搏指之象,手足转温。方不变,再吃4剂。因患者有喘促、矽肺,所以我们给他用蛤蚧炖瘦肉以补肾纳气,同时艾灸关元、双足三里、双涌泉各半小时。下午患者低热,但精神明显好转。

10月3日，患者前一晚仍然烦躁，坐卧不安，但明显比之前好转，精神恢复尚可，半夜体温升至39℃，大小便均通，继续守方治疗。

10月4日，喘促明显改善，全身皮疹基本上退尽。此时我们加了姜汁砂仁米、败龟甲、白豆蔻，起到潜阳的作用。郑钦安先生发明的潜阳丹，专治阳虚阴盛导致的火不归原证。

10月6日，患者晚上不再吃药。整体状态都有改善，脉象也柔和了。原来的黄腻苔已退尽，总体体温基本上降至37.5~37.7℃。

10月7日，患者第一次晚上没有烦躁，最高体温37.6℃，说明他的阳气已经潜降下来了。

10月8日，患者体温基本恢复正常了，最高37.2℃，喘促有明显改善，皮疹消失，脚肿退了约五成。但出现了胃脘胀痛，我们用了三合汤，百合、乌药、乌贼骨、丹参、檀香、砂仁，再合上旋覆代赭汤，其他的方案还是不变，吃到患者胃痛消失停方。

10月16至17日通过电话问诊，患者各方面情况不错，开始服用培元固本散。患者此后可以出去散步百米左右，多数时间可以不吸氧，皮疹大部分消退。

然而，11月30日这一天患者突感胸闷、大汗出，还是非常遗憾地因心梗去世了。

总体来讲，患者从9月30日病危出院，直到11月30日去世，通过破格救心汤延长了两个月的生命，而且明显改善了生活质量，一定程度上实现了对患者的临终关怀。

救胃保命法

一、救胃保命法的原理

救胃保命法主要是用在急危重症的晚期或者恢复期阶段，尤其是急危重症的晚期，用到救胃保命法的机会非常之多。

救胃保命法是以李老的学术思想——"凡治病，以顾护胃气为第一要义"及"久病，难症痼疾，重危急症，先救胃气，保得一分胃气，便有一分生机"为依据而创立的。

在中医诊疗中，常见"见病治病，妄用苦寒攻伐"的情况，此皆我等医者的罪过。一旦苦寒、攻下、攻伐的药伤及胃气，患者不但不能运化饮食，同样地，也不能运载药力。

太阴脾脏与胃相表里，胃气即中气，为后天之本。"有胃气则生，无胃气则死"。故顾护中气为治病第一要义！只有保住中气的斡旋运转，五脏方能得到滋养灌溉，"运中土，溉四旁"，先天肾气才能得以生生不息。

所谓"运中土，溉四旁"，"中气"好比轮子之中轴，轴不转，轮子必然无法转动，类比到人体，生命的"圆运动"也无法建立。因此，只有保住中气的斡旋运转，五脏方能得到滋养灌溉，先天肾气才能够生生不息。

彭子益也讲道："凡病皆本气自病。本气，即人体与生俱来的先天肾气（元气、元阳）与后天胃气（中气）构成的浑

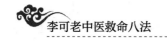

元一气。为人生命之两本，两本飘摇，危若累卵。"

如何解决先后天"两本"的问题呢？

答案就是"理中汤"。

先天肾气号称命门之火，火神派始祖郑钦安讲："命门之火，只有这一点真阳，这就是生命的立命之本。"彭子益就把这个叫"阳根"。就是五行圆运动之理，火可生土。脾胃如釜，元阳为釜底之火。所以，凡治脾胃病本药不效，速温养命火，火旺自能生土。

理中即理中焦，理中汤治疗中焦脾土虚寒。如果临床中运用理中汤不应，需在理中汤基础上加附子、肉桂，即附桂理中汤。附桂理中汤是救胃气、治百病的关键方。

以上，是从理论上讲为什么要用到保胃气来"救命"，来保住生命。

二、李老救胃气汤方组成及功效

【组成】制附子45克，白术、干姜各90克，炙甘草60克，生晒参45克（捣），生山萸肉90克，砂仁米30克（后下7分钟），生半夏65克，生姜65克，藿香、佩兰各10克，炒麦芽60克，紫油桂15克（后下7分钟）。

【功效】本方中制附子、白术、干姜、炙甘草、生晒参，再加上紫油桂，正是附桂理中汤。通常急危重症到了晚期或危重期，病人皆阳气欲脱，本方中加入生山萸肉，正是为顾护住欲脱之阳气。李老的破格救心汤方就是附子、干姜、炙甘草，加生山萸肉、生晒参；所以，附桂理中汤中加生山萸肉，亦包含有破格救心的药理作用在其中。

同时，生半夏有化湿去浊之功效，能够清除脾胃的湿浊，使其从大便排出。而藿香、佩兰皆是芳香化湿醒脾的药材。当患者脾胃虚弱后，其运化水湿的功能大幅减退，必然会导致中焦（肠胃）有湿浊停聚，需先将湿气化开，阳气才能够潜藏回来。这就是为什么一定要配上化湿、化浊、开通中焦的药物。

所以，开通中焦是顾护阳气的一个非常重要的临床治疗诀窍。如果不将中焦开通，而一味地运用温阳、扶阳、敛阳，定是敛不住、潜不下来的。

炒麦芽具有消食的效果。北方用炒麦芽较多，南方则多用焦山楂、炒谷芽。北方人吃饺子有句俗语："原汤化原食。"这便是因为麦芽主要消的是面食，而谷芽主要消的是米饭，山楂主要消的是肉食。

此方中的附子、白术、干姜都用到了90克，若病人已经胃气衰亡，如此大剂量是喝不下去的。考虑至此，李老提出，若病人胃气怯弱，不胜药力，一剂药可分3天吃，或者开此方1/3的剂量。

下面，对李老用此法救治病人之典型案例进行介绍，以帮助读者体会救胃气法在实际临床中的应用。

【典型案例】

[病案] 李老治晚期宫颈癌案

郭某，50岁。1980年11月13日，由灵石某公司宋先生陪同来诊。

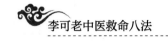

患者病程 1 年 7 个月，曾在某医院住院 8 个月，放疗配服中药，渐至全身浮肿，腹水 ++ 而出院。体重下降了 20 千克，来诊时体重 37.5 千克，骨瘦如柴，一身大肉尽脱。纳呆，日进食不足 200 克。出血淋漓不断，少腹胀痛如锥刺；黄赤相杂之秽臭带特多，日用卫生纸一包。李老询知患者个性内向，舌淡而干，舌中裂纹，中心有 5 分硬币大之无苔区。

李老久思难决，觉此症有两点难于措手处：其一，七情内伤，肝气久郁化火化毒，结于胞宫，犹如强敌破境，势不能不顾；其二，久病攻多，放疗损伤，胃气已近败亡。其舌中之无苔区，即脾胃虚极，不能蒸化敷布之明证。上大虚，下大实，是最难用药的格局。一招不慎，生死立判。

李老以为当以抑木扶土、醒脾救胃为先：

生黄芪 45 克，当归、红参（另炖）、五灵脂、柴胡、棉子炭、白芍各 15 克，炒麦芽 60 克，炒谷芽 30 克，曲楂炭、姜炭各 10 克，焦白术、茯苓、生薏苡仁、猪苓各 30 克，泽泻 18 克，油桂 5 克，炙甘草 10 克，鲜生姜 10 片，大枣 10 枚。

立方之意，重在重建中气，益气养血，温脾醒脾。生黄芪用至 45 克，则兼有以气行水之妙，复加油桂之蒸动气化，其效更著，是已故温碧泉老中医毕生经效之法。曲楂炭、姜炭治脾不统血之出血；棉子炭辛热温中，壮腰固肾，补火生土，止崩漏下血；复以生薏苡仁、猪苓药性驯良之品抗癌化湿利水。

12 月 30 日二诊：夫妻 2 人住于灵石旅店，服上方 10 剂，不仅食纳大增，日可进食斤许，且舌上裂缝弥合，舌中已生薄白苔，是胃气已复之征。浮肿、腹水基本消退，唯面容更见消瘦。出血大减，带下亦减，已不用卫生巾。精神状态极好，半月之间，前后判若两人。

当时患者还有一医师陪同，见李老此方，讥为推诿之作。及至症情大好，又觉惊奇。

李老遂言："危重病人，有胃气则生，无胃气则死；保得一分胃气，便有一线生机，何奇之有？"临行，又疏一方如下：醋柴胡15克，当归、二芍、茯苓各25克，白术、薏苡仁、鸡冠花、白蔹、车前子、墓头回、贯众炭各30克，棉子炭15克，姜炭、三仙炭各10克，牡丹皮、炙甘草各15克，红参、五灵脂各15克，三七9克，全蝎12只、蜈蚣4条（研末冲服）。

嘱患者上两方轮服1个月，待症情有较大变化时，再来面诊。

1981年1月23日三诊：上方轮服各11剂，浮肿全消，腹痛已止，已半月未出血。带转白，量微。体重回升至40千克。面色红润，精神健旺，舌见黄苔。此时，已由邪盛正虚，转化为邪正相持，正胜邪退的阶段。舌苔从淡白到黄燥的演变，预示着人体已由弱到强，堪与癌毒一战，故应侧重攻癌！李老故调方如下：②方去白蔹，加白花蛇舌草120克，木鳖子、莪术各30克，生黄芪45克，肾四味各60克，余药不变。

更叮嘱患者如有欲念萌生，速服知柏（各60克）地黄汤

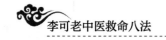
3剂，千万禁绝房事，清心寡欲，愉悦情怀，善自调摄。此后，即失去联系。

1983年李老偶遇灵石某公司宋先生，得知患者服上方70剂后已无病象。体重回升至50千克以上，康复2年又4个月。然今春其夫暴病身亡，悲伤过度，2个月后便病逝了。

本例病人，仅服药百剂，未遵嘱服固本丸方，但是体质的增强，临床症状的消失，并不是癌毒的最后消灭。即使临床妇检，证实瘤体脱落，转移灶消失，仍须丸方治本，拔除病根。"炉烟虽熄，灰中有火"，一旦遭受重大变故，正气内溃，癌毒又将成燎原之态。李老叹息：慎之，慎之！

附：陈长青治高年胰腺炎康复案

友人之父，98岁，2017年8月23日晚8：00初诊。

患者因急性胰腺炎在某医院住院19天，现已出院5天。

回到家中后便嗜睡、懒动、少言，由人搀扶方可行数步。神志模糊，不认亲疏，牙关紧闭，不能配合检查。前一日出现小便失禁，食欲极差，当日仅进食一个鸡蛋清、一小片地瓜和糖三角、一小碗粥和面条。患者此前叮嘱家人勿做临终抢救，友人请笔者前去略尽人事。时见患者形体消瘦，大肉脱净。舌光红少津，色淡紫，脉浮弦无力，趺阳脉无。此皆胃气已败，阴竭阳微之象。

当下思虑良久，谨记李老叮嘱，当以救胃气为急，于是处以下方：

生晒参片 45 克，生白术 45 克，干姜 45 克，生山萸肉 60 克，熟附子 45 克，麦冬 45 克，生五味子 30 克（打），炒麦芽 45 克，炒谷芽 45 克，炙甘草 30 克，阳春砂仁 10 克（打，后下 10 分钟）。

加冷水 1800 毫升，文火煮取 300 毫升，分 3 次温服。

约一周后，友人发信息给笔者告知其父病情：

"陈博士您好，跟您汇报一下我父亲吃完 3 剂药的情况。我父亲对中医比较排斥，家人一天需分十次左右方能哄他喝完药。吃完两剂中药后，晚上不会有小便失禁现象了，现在可以自己起床上厕所、洗脸，会喊肚子饿要吃饭。今晚吃了大半碗饭、两口馒头、一碗汤、一小碟菜。吃饭时可以清楚数出家里有六人吃饭。在房间里恢复了老习惯，从枕头下找出钱来数，还会拿折扇把玩。"

友人还随信息附上其父诸多近照，老人原本已卧床不能动，神志昏糊，服救胃气汤 3 剂后，已可自行洗漱、进食，甚至恢复日常娱乐等。

此后又过了两年，期间患者未再复发。最终无疾安详离世，享年 101 岁。

李老常言道："胃气是五脏的后勤部，运中土，溉四旁，保肾气，是治病救危一大法门，五脏皆禀气于胃也。"

伤寒六经，实是阴阳两经、胃 - 脾 - 中气之升降而已。三阳统于阳明，三阴统于太阴。中气者，人之本气也。万病皆本气自病。本气强者，邪从热化、实化，便是三阳病；本气弱者，邪从虚化、寒化，便是三阴病。

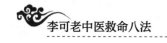

医者治病，助人体之本气也。治之得法，阴证化阳，由里出表；治不得法，表邪内陷三阴，步入险境。

因此，我辈需要牢记：阳明之燥热（为标）永不敌太阴之寒湿。治标宜中病则止，不可过剂。大实证，肠腑一通便要停药，否则阳明实证转眼即变为太阴虚证，中气一伤，变生不测。若泻脱中气，则顷刻转化为少阴亡阳危候，多致不救。

一部《伤寒论》，397 方实则只是两大法：保胃气以救肾气，救肾气以保胃气之法。

《伤寒论》中太阳病条文最多，误治最多，救误之法亦最多。汗、吐、下误用，所伤者胃气（中气），救误即是救胃气。胃气一伤，升降乖乱，当升者反而下陷，当降者反而上逆，五行运动不圆。救胃气以复中轴，升降复常，四维得安，病愈。

攻癌夺命法

攻癌夺命汤是李老在 20 世纪 50 年代后期至 60 年代中期所创，李老曾用此方治愈甲状腺腺瘤 24 例，甲状腺瘤左锁骨上淋巴结肿大疑恶变 5 例，缺碘性甲状腺肿 12 例，颈淋巴结核 4 例，泛发性脂肪瘤 5 例，脑瘤术后复发 1 例。多数在半月内痊愈，无复发。1961 年后加木鳖子、白花蛇舌草、重楼、黄药子、山豆根、明雄黄，基本定型。经临床运用 40 年，用治多种恶性肿瘤，竟获奇效。

一、肿瘤形成的内在病因

在此，笔者结合李老的思想，对有关肿瘤的形成及病因从中医角度加以分析。李可老中医言："人身各部，头面四肢，五官九窍，五脏六腑，筋骨血脉，但凡一处阳气不到便是病，沉寒痼冷顽症，一切肿瘤皆此因。在治疗上需贯彻一个思想——保中气，扶阳气。"

1. 体质失衡是基础：以寒性体质为主，先天五行圆运动严重失衡，木、火升发过旺，金、水潜降不足。

2. 七情失调是诱因：以忧思悲恐过度为主，气滞则血瘀，气滞则津停。

3. 痰瘀胶结是载体：寒凝则血瘀，气滞则津停湿阻，聚而为痰，痰瘀胶结，而成癌毒附着之温床。

4. 癌毒凝结是根本：与年龄呈正相关。

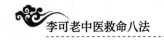
二、肿瘤形成的外部条件

1. 外感六淫之邪入侵。

2. 饮食劳伤。

3. 生物诱因：乙肝病毒、幽门螺杆菌、黄曲霉菌。

4. 他病的传变：慢性溃疡、慢性炎症、陈旧伤等。

汉古中医应用体质辨析软件对数十例癌症病人进行评测分析，结果显示：癌症病人先天体质多为木强或火强，且火强占多数，数值多超过 5；而土、金、水至少有一行较弱，且多在 1 以下，甚至为负数。而五行之圆运动只能现中和，不能现五行，任何一行偏现即是病！

癌症病人的木、火强意味着生发、宣散之力过强，而土、金、水弱则意味着运化、收敛、封藏能力弱。这就好比大自然只有春季、夏季而没有秋季、冬季，生命只有一味地耗散。这和癌细胞无限制生长而没有凋亡的情况十分相似。

由此，笔者提示：木、火宣散太过，金、水敛藏不足，生命早期表现体质较好，活力旺盛，但也导致患者早期对身体状况的忽略，生活方式过于耗散而不自知，一到中年，不论有无明显诱因，均易导致五行运转机制严重失衡，突发乖戾之疾，这种情况在日常生活中也是极为常见的。

三、肿瘤及癌症的治疗思路、原则

肿瘤及癌症的治疗思路、原则便是辨病以治本，辨证以治标，辨体质以预防。

每一种疾病都有自身特殊的发生原因、发展规律及预后转归。徐灵胎指出："欲治病者，必先识病之名，一病必有主方，一病必有主药。"所以，针对癌症本身的治疗是根本，而这也是中医目前的不足。

"病"规定了"证"的变化方向。任何一种证都是一个病的证，它的发展变化受这个病的规律制约，只能随着病的进展而演变。证候是疾病的阶段性变化，是疾病某一阶段的病理概括。仅孤立考察证候，很难判断这一证候的演变趋势，进而失去控制、治愈疾病的可能。因此，针对癌症病人证候变化进行辨证施治虽然是优势，但只能治标，不能治本。

体质是指个体生命在先天遗传和后天环境的基础上表现出的综合的、相对稳定的特质。这种特质可以用木、火、土、金、水五行理论来描述。每个生命体中都包含这五种特质，只是每种特质的禀受数量不同而已。由于不同数量的五种特质排列组合方式是无限的，因而形成了我们千差万别的个体体质。

根据五行体质的偏盛偏衰，调节七情六欲，改变饮食起居等，从而保持人体五行圆运动正常，方为预防一切疾病（包括肿瘤）的治本之策。

总的来说，关于治疗可总结为三大重点。

1. 对病治疗是核心：大攻、大破、大下；破阴祛寒，行气破瘀，逐痰破结，攻癌排毒。以孙秉严老中医治癌专方为主，继续研究攻癌专方、专药是提高治癌疗效的根本途径。

2. 对证治疗是基础：扶阳气，保胃气。桂附理中汤是必用的。

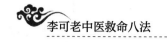

3.辨别体质可预防：通过五行体质辨析，可预知病在何时、何处，从而有的放矢，制订有针对性的调养方案。

四、攻癌夺命汤组成、功效及典型案例

【组成】漂海藻、生甘草、木鳖子、醋鳖甲、白花蛇舌草、夏枯草、重楼、海蛤壳、黄药子、生半夏、鲜生姜、玄参、牡蛎各30克，大贝15克，山慈菇、山豆根各10克，全蝎12只，蜈蚣4条，明雄黄1克（研粉吞服），共计19味药。

李可老中医云："本方脱胎于兰州名医董静庵先生之验方海藻甘草汤，原方主治瘰疬，由海藻、甘草各10.5克，全蝎12只、蜈蚣1条组成，水煎服。我师董老意，加量3倍，虫类药研粉吞服，以加强药效。另加鳖甲、消瘰丸（玄参、牡蛎、大贝）、夏枯草、生半夏、鲜生姜，大大加强了养阴化痰、攻坚散结之力。"

【功效】方中海藻为消瘤专药，用时清水漂洗去盐。味咸性寒，入肺、脾、肾经。归纳各家本草论述，本品咸能软坚化痰，寒能泻热消水（包括炎性渗出物、癌性腹水），主治瘿瘤、瘰疬、积聚、水肿。与甘草同用，相反相激，可增强激荡磨积、攻坚化瘤之力。

木鳖子，苦，微寒，有毒，为消积块、破肿毒之要药。历代多作外用，内服仅见于乳痈初起，焮赤肿痛。笔者老母之食管癌，3年服药千余剂，每剂用量30克，未见中毒。

方中生半夏，为消痰核、化瘤散结的要药，可止各种剧烈呕吐。仲景方中半夏皆生用，今以等量的鲜生姜制其毒，

加强止呕功效，更无中毒之虞。

方中白花蛇舌草、重楼为治毒蛇咬伤的要药，专治恶毒疔疮，善解血分诸毒，山慈菇、山豆根、黄药子皆近代筛选出的抗癌要药。海蛤壳、海浮石性相近，最善化痰软坚，清热泻火，养阴利水，为治瘿瘤、积聚之要药。夏枯草苦、辛、寒，入肝、胆经，清肝散结，主治瘰疬、瘿瘤、癥积、乳癌、宫颈癌之崩漏下血，以及肺结核大咯血，兼有补益血脉之功用。

方中鳖甲为《金匮》鳖甲煎丸主药，是历代用治癥瘕痞块的要药，与消瘰丸相合，大大增强了养阴化痰、软坚破积之力。方中明雄黄，可杀灭多种病毒、细菌，为历代辟秽防疫解毒要药。传染病大流行时期，可以苍术、雄黄等分为末，以凡士林膏调涂鼻腔，可有效防止传染，为古方犀黄丸、醒消丸要药，对癌毒扩散深入血分、血液中毒有清除之效。

综上所述，本方以海藻、甘草相反相激，木鳖子、生半夏、雄黄以毒攻毒，合大队攻痛破坚、清热解毒、化痰散结之品为君，以鳖甲、消瘰丸养阴扶正为臣，以活血化瘀虫类搜剔引入血络为佐使，直捣病巢，力专效宏。本方用以治多种恶性肿瘤，有一举扫灭癌毒凶焰、夺回患者生命之效。

全身中毒症状严重者，加大黄30克扫荡血毒。胃癌之呕吐，多兼见大便燥结，此为痰毒结于中下，阻塞胃气通降道路而致，本方加代赭石之质重下行，莱菔子之升降气机（凡用莱菔子生、炒各半，生升熟降，服后多见上则频频打嗝，下则腹中雷鸣，频转矢气，此即气机旋转、激荡之明证，故古人谓其祛痰有推墙倒壁之功。开结通便，便通则胃气下行，呕吐自止。

胃及食管癌，常用紫硇砂腐蚀瘤体，其号称肿瘤克星，用量宜小。为防其使瘤体破裂出血，可加服儿茶 1.5~3 克，以生肌、敛疮、止血，则更安全。

笔者选取李老验案数则如下，以帮助读者体会本法临床之功效。

【典型案例】

[病案 1] 李老治恶性淋巴瘤案

景某，女，65 岁，1977 年 8 月 15 日初诊。

患者颈左侧有肿物 40 天，初起如黄豆大，未及 1 个月，猛长如初生婴儿头大，并向下蔓延至左锁骨上窝，凹凸如岩，坚硬不移。颈右侧及颊车穴下方肿块 6 个，大如杏核，连成一串，坚硬不移；双腋下、双腹股沟淋巴结皆肿大如枣，推之不移。随肿块之逐日增大，上则头痛如破，气喘痰壅，胸部憋胀，面色灰滞，神志昏糊；下则二便闭结，溲若浓茶。口臭熏人，苔黄厚腻，中根黑燥，六脉沉滑数实。

患者后经某医院病检，确诊为"左颈部弥漫型恶性淋巴瘤混合细胞型"。

李老辨证患者属痰毒弥漫三焦，毒入血分，阻塞气机，蒙蔽神明之重症，遂拟攻癌解毒，涤痰通腑，软坚散结为治。

以攻癌夺命汤合礞石滚痰丸扫荡血毒：

漂海藻、生甘草、煅礞石、木鳖子、生半夏、鲜生姜、莱菔子（生炒各半）、黄药子、鳖甲、生牡蛎、海浮石、海蛤壳、玄参、重楼各 30 克，大黄、大贝、桃杏仁各 15 克，山慈菇、山豆根、红花各 10 克，全蝎 12 只，蜈蚣 4 条，明雄黄 1.2 克（研末冲服）。

以白花蛇舌草、夏枯草各 120 克煎汤代水煎药，煎取浓汁 600 毫升，日分 3 次服，7 剂。

8 月 23 日二诊：患者服首次药后约一刻钟，突觉满腹上下翻腾，五脏如焚，欲吐不得，欲泻不能，烦躁欲死，旋即昏厥。李老急赴病家，患者已醒。诉刚才出一身臭黏汗，吐出胶黏痰涎半痰盂，胸膈顿觉宽敞，唯觉困乏而已。诊脉和匀，此乃药病相争，正胜邪却之佳兆。一旦出现瞑眩现象，必有非常之效。李老嘱患者原方续服。服 2~7 剂时，每日畅泻污泥状夹有脓血、胶黏痰涎，奇臭极热之大便 1~2 次，尿已转清，胸憋气喘已愈七八，头已不痛，神志清朗，食纳大增，全身肿块变软。嘱原方加嫩胡桃枝以扶正化瘤，续服 7 剂。待大便中无秽物 2 日后，去大黄。

9 月 1 日三诊：服药 14 剂，左颈部肿物缩小 1/2，右颈及颊车穴下之肿物消至黄豆大，精神健旺，面色红润，稍觉气怯。原方去礞石滚痰丸，加野党参 30 克、五灵脂 15 克，10 剂。

9 月 13 日四诊：左颈部肿物已消至鸡蛋大，其余已消尽。又予原方 10 剂。

11 月 1 日五诊：继四诊后至 9 月 22 日，肿物消散如胡桃大，9 月 27 日全消。经治两个月，服药 38 剂，临床症状缓解。唯觉干渴气怯，舌红无苔，脉沉滑。为疏丸方，峻补元气，养阴化痰，拔除病根：全河车 2 具，白参、五灵脂、玄参、天冬、山慈菇、川贝、牡蛎、海蛤粉、漂海藻、昆布、黄精各 30 克，大蜈蚣 50 条，全蝎 120 只，共研细粉，夏枯草 1500 克熬膏，加炼蜜为丸 10 克重，早、晚各服 1 丸，生甘草 10 克，煎汤送下。

俟后，其义子来告知李老，丸方未服，病已康复。至 1981 年春，李老遇其女于街角，询之，体健逾于往年。因生活困难，丸方终未服用。计已临床缓解 3 年半。

[病案 2] 李老治甲状腺癌颈转移案

王某，女，60 岁，1978 年 6 月 26 日初诊。

患者体形高大胖，体重 80 千克。颈部肿块 29 年，甲状软骨上方肿块杏子大，下方肿块约乒乓球大，均质硬，右颈部鹅蛋大肿块，凹凸不平。同年 3 月 28 日，某医院超声探查诊断为"甲状腺癌颈转移"，次日同位素扫描支持上述诊断。

追询病史，知患者从 8 岁起即抽旱烟，现吸烟量日平均两盒，患支气管炎 30 年。近 3 年暴喘迫促，两臂上举则气闭晕厥。上厕所走 10 多步即暴喘 10 多分钟。痰声如拽锯，稠黏难出。目赤，胸、胃烧灼难耐。日食冰棍 1 桶，水果罐头无数，始觉爽快，脉沉滑搏坚。放疗后耳聋不闻雷声。个性暴躁，多疑善怒。近两个月有血性鼻涕，剧烈右偏头痛。胸背四肢泛发脂肪瘤，大者如栗子，小者如蚕豆。

据以上脉证，良由吸烟过度，熏灼肺腑，个性暴躁，气滞于中。痰气交阻，日久化火化毒，结于喉间要道。近来，虽有种种上热见证，但双膝独冷。盖由年高肾阴大亏，阴不抱阳，龙雷之火上燔。且喘汗频作，须防暴脱。李老先予引火汤，滋阴敛阳，引火归原：

方1：熟地黄90克，盐巴戟肉、二冬各30克，茯苓15克，五味子6克，上油桂2克（去粗皮研粉小米蒸烂为丸先吞），3剂。此后，凡见上热无制，即服3剂。

方2：漂海藻、昆布、生半夏、鲜生姜、玄参、天花粉、海蛤壳、牡蛎、黄药子、木鳖子、白花蛇舌草、夏枯草、生薏苡仁、重楼各30克，大贝、麦冬、桃杏仁各5克，白参（另炖）、五味子、山慈菇、山豆根各10克，竹沥2匙，全蝎12只，蜈蚣4条，上沉香1.5克，明雄黄1.2克（研粉吞服）。

上方，前3个月每旬服7剂，无大加减，至9月底，两方共服70剂，全身脂肪瘤消失，右颈转移灶缩小2/3，甲状软骨上下之肿物亦明显缩小。血性涕消失，痰声辘辘偶见，动则暴喘之状可减三四。

患者服至1979年6月，因天渐热，停药3个月，共服百剂。喘息已很轻微，可到邻家串门。右颈转移灶缩小至杏核大。至1980年3月，所有肿物全部消失。计经治18个月，服药300剂，其中引火汤约占1/4。

[病案3] 李老治胃小弯癌案

1982年夏李老于庆阳治疗陈某，男，60岁，西安市雁塔区农民。陈某经西安某医院病检，确诊为胃小弯癌（4cm×4cm），已办住院。自知年迈患癌，生死难卜，故术前专程来庆阳，与胞姐见最后一面，顺便请李老诊治。

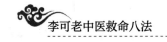

李老遂询知患者食入即吐，痰涎如涌。便燥，三五日一行，下结如羊粪球，落地有声。面色灰滞，消瘦，病未及3个月，体重下降15千克。然患者神志清朗，与李老同桌进餐，食欲颇佳，声若洪钟，喜笑言谈，颇饶风趣。李老言接触癌症病人可谓多矣，似此类性格者，却百不见一。胸怀豁达，便易措手。诊脉弦滑，舌红，中有黄厚腻苔，边尖有瘀斑。患者一生嗜食肥甘，嗜酒如命，此必湿热酿痰，阻塞气机，日久化毒，积为有形癥积，所幸正气未衰，可以用攻。但李老考虑患者毕竟高龄，佐以扶正：

赭石末50克，漂海藻、生甘草、玄参、牡蛎、醋鳖甲、木鳖子、黄药子、生半夏、鲜生姜、白花蛇舌草、夏枯草、莱菔子（生炒各半）各30克，旋覆花（包）、醋柴胡、山慈菇各15克，红参（另炖）、五灵脂各10克，全蝎11只，蜈蚣4条，紫硇砂3克，明雄黄0.3克（研末冲服）。煎取浓汁400毫升，兑入蜂蜜100克、姜汁10毫升煎3沸，日分2次服，30剂。

另，隔日冲服儿茶2克。

患者按上方服至5剂后，大便通畅，进食不吐，已与平日无异。自备槐耳，每日煎汤代茶。不久，李老赴兰州，辗转返晋，便与患者失去联系。后至1984年1月7日，其姐患肝癌，到灵石找李老诊治。李老询其内弟病情，据云在庆阳服完汤剂，调养月余，在地区医院镜检，发现瘤体消失，食纳如常，体重恢复，已返陕照常参加农事劳作。

从上例可见攻癌夺命汤之多种变方，对辨证属于痰核、痰毒，痰瘀互结，热毒炽盛，毒入血分，全身中毒症状严重之多种恶性肿瘤，稍加化裁，即可泛应曲当，收到满意的近期疗效，尤对头颈部、淋巴系统、消化道癌肿有殊效。

值得一提的是，此患者病后曾长期以槐耳代茶饮。据云，此为陕西某地一位民间老中医所传："槐耳可消一切肿块，治噎膈、五色带、崩漏、痔血。"所列症状，似与食管、胃、子宫、直肠等癌肿有关。查《本草纲目》槐耳条下载："又名槐菌，槐蛾。苦，辛平，无毒。桑、槐、楮、榆、柳五木耳，大率性味相近。主治五痔，脱肛，崩中下血，癥瘕结聚，男子痃癖……利五脏，宣肠胃气，排毒气。"似有扶正抗癌作用，值得进一步探索。

李老曾言，晚期病人，大多邪实正虚，运用攻癌夺命汤方，当调整攻补比例。癌毒炽盛，危及生命，攻邪为先；奄奄一息，无实可攻，但扶其正。攻与补皆为调动人体自身抗癌潜能，攻法运用得当，可以扫荡癌毒凶焰，拨乱反正，邪去则正安；补法运用得当，则可以增强人体免疫力，养正积自消。

然攻邪切勿伤正，本方含有大队苦寒之品，脾胃怯弱者，可小其剂，并以上肉桂温热灵动之品反佐之，以保护脾胃为第一要义。有胃气则生，反之，胃气一伤，百药难施。

癌症重病，久病必伤肾，故加肾四味鼓舞肾气，立见转机。肾为先天之本，生命之根，万病不治，求之于肾。邪与正，一胜则一负。

治癌是持久战，正胜邪却，暂时的缓解，瘤体的消失，不等于癌毒的彻底消灭。一旦人体正气有亏，癌毒又将成燎原之势，正所谓"炉烟虽熄，灰中有火"，故除恶务尽，以防死灰复燃。

附：陈长青治脑瘤术后转移案

叶某，男，15岁，2012年2月13日初诊。

患者于2009年1月因突发剧烈头痛、呕吐，在广州某医院诊：颅内生殖细胞瘤，并行伽马刀及放射治疗后好转出院。2011年5月复发，再入院行PEB方案化疗28次。2012年2月13日MRI提示：鞍区生殖细胞瘤较前明显缩小，但脑桥出现异常强化灶，考虑肿瘤颅内转移。

首先，对患者进行五行体质分析：

1.先天本源体质：木平、火强、土平、金平、水平。

2.后天习性叠加体质：木平、火平、土平、金平、水平。

刻诊发现患者左眼视野缺损，畏寒殊甚，纳差，饱胀感，口干，尿频量多。面色萎黄，形体消瘦，体重36千克。脉沉微，甲床淡灰色，右侧舌络稍长。舌印（－），腮印（＋），甲印2个溶合末期。

综合辨证分析，患者属于寒痰瘀毒，凝聚入脑。

笔者运用攻癌夺命法的基本思想，开具处方如下：

1.炮附片30克，干姜30克，白术15克，油桂10克（后下10分钟），党参30克，黄芪15克，陈皮10克，砂仁15克（后下10分钟），川芎6克，白芷6克，炒荆芥穗3克，全当归6克，天麻10克，枸杞子15克，僵蚕15克，全蝎

10克，蜈蚣3条，土鳖虫6克，蝉蜕6克，露蜂房10克，海藻30克，莪术10克，槟榔10克，二丑各10克，7剂。

用法：加冷水1800毫升，后下砂仁、油桂，文火煮取300毫升，上午10：00、下午4：00各温服150毫升。

2.化毒丹3粒，凌晨空腹蜂蜜水送服。

3核桃树枝50克，每天1次，煮鸡蛋吃。

2月20日二诊：患者服上方后食欲稍增，矢气多，精神好转，仍畏寒、尿频，大便1~2天1次。甲床呈淡灰色。脉沉细，左侧舌络稍细长。舌印（－），腮印（＋）。

开具处方如下：

1.守方去僵蚕，加党参、槟榔、二丑各5克，大黄6克，减砂仁、枸杞子为各5克。服法同上方。

2.化毒丹3粒，凌晨空腹蜂蜜水送服。

3.核桃树枝50克，每天1次，煮鸡蛋吃。

4月18日三诊：患者服脑瘤汤、化毒丹1个月后食欲转好，视力暂无改变，仍有饱胀感，大便日1次。

开具处方如下：

1.炮附片30克，干姜15克，紫油桂10克（后下10分钟），土炒白术15克，党参30克，陈皮10克，云木香6克，阳春砂仁3克（嚼服），川芎6克，香白芷3克，炒荆芥穗3克，天麻10克，枸杞子10克，僵蚕15克，蝉蜕6克，土鳖虫10克，醋三棱15克，醋莪术15克，制蜂房15克，全蝎10克，蜈蚣2条，生南星15克，生半夏15克（打），生姜15克（切），九节菖蒲10克，海藻15克，炙甘草10克，槟榔 15 克，牵牛子 15 克，生大黄 6 克，芒硝 6 克（化入），30 剂。

用法：加冷水 2000 毫升，后下油桂，文火煮取 300 毫升，分 2 次温服。

2. 紫河车 200 克，新开河参 50 克，生三七片 50 克，鹿茸粉尖 50 克，蛤蚧小 3 对，黄琥珀 50 克，斗湖胶 100 克（蛤蚧粉炒）。共研细粉，每次 5 克，饭前、晚睡前各服 1 次。

四、五诊治同前，略。

7 月 30 日六诊：2012 年 7 月 29 日，患者于某医院做磁共振检查显示：鞍区生殖细胞瘤放疗术后，脑桥背侧强化灶较前缩小，余无明显变化。此时患者身高 163 厘米，体重 39 千克，较前增加 3 千克。胃纳好，视力无明显变化，左耳听力较差，口疮无复发，大便日 2~4 次。舌淡红苔薄白腻，左舌络稍粗长，脉细滑。舌印（－），腮印（＋），甲印 2 个。

脉证合参，开具处方如下：

1. 守上方，去油桂，减枸杞子为 5 克，炮附片为 15 克。
2. 化毒丹 3 粒，凌晨五点半温水送服。
3. 核桃树枝 100 克煮鸡蛋吃。

七、八诊治同前，略。

2013 年 3 月 16 日九诊：3 月 10 日，患者于广州某医院再次做磁共振诊断显示：鞍区病灶较前缩小，原脑桥背侧强化灶消失。身高增至 165 厘米，体重增至 47 千克。眠、纳均可，左眼视野仍有缺损，服药期间大便日 2~3 次。舌淡红略胖，苔根白腻，舌络稍粗。脉沉缓。舌印（＋），腮印（＋），甲印

2个。守上方不变。

十诊治同前，略。

10月12日十一诊：患者左眼视力仍有缺损。10月4日磁共振显示：鞍区病灶同3月10日相比较无变化，余未见异常强化灶。身高165厘米，体重47千克。眠纳均可。舌淡暗红略胖，苔根薄黄腻，舌络细，脉沉缓。舌印（＋），腮印（＋），甲印2个。

开具处方：

1. 守上方，加川芎4g。

2. 化毒丹3粒，凌晨5：00温水送服。

3. 紫河车200克，新开河参50克，生三七片50克，鹿茸50克（黄酒炙），蛤蚧（特大）3对（去头、足，黄酒炙），血琥珀50克，斗湖胶100克（蛤粉炒珠）。

用法：共研细粉，每次5克，早饭前、晚睡前温水送服。

至2017年，笔者曾回访患者，被告知过往3年头痛基本未发作过，但仍在间断性地做康复理疗，左眼视野仍有缺陷，身高165厘米，体重增长到50千克，可以做一些轻体力劳动。

此患者经过前后近一年半时间的治疗，取得了较为理想的效果，此案带来的最大的启示便是"对病治疗是核心"。

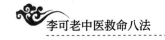

攻下承气法

一、攻下承气法的原理

李老号称"救命先生"，其发明的破格救心汤、攻下承气汤等，让我们中医摆脱了"慢郎中"的帽子，使中医在临床上真正能够治疗急危重症。本章所讲解之攻下承气法的主要适应证是急腹症，其在临床上的意义与破格救心法是可以等量齐观的。

"汗、吐、下"三法历来是中医祛邪救命的重要手段，其中攻下法尤为重要。《伤寒论》中医圣张仲景所创的"阳明三急下"和"少阴三急下"开辟了攻下承气法的先河。

攻下承气法所救的其实就是胃气。《黄帝内经》中提道："出入废，则神机化灭，升降息，则气立孤危""六腑者，传化物而不藏，故实而不能满。"胃属六腑之一，主受纳、司传导，以通降为顺。一旦所食之水谷积滞于胃、小肠、大肠，就会形成积食、宿食、积滞、痰浊等，成为有形的实邪，进而影响六腑的功能。如果宿食积滞，再受寒湿，外感六淫，导致胃肠（六腑）气机不能下降，秽浊糟粕无法正常排出，便会出现"浊阴不降，清阳不升"的情况。而水谷精微无以化生，会进一步出现"升降息，气立孤危"，产生一系列严重的危急之候。故此时需"急下"以救胃气。

张仲景在《伤寒论》中开创了攻下承气法的先河，发明了三首承气汤方：大承气汤、小承气汤及调胃承气汤。从攻下的作用来看，大承气汤明显强于小承气汤，调胃承气汤的作用较之小承气汤更轻，三首方在层次上存在着递进的关系。李老在此基础上又进一步发明了攻毒承气汤、加味通淋散、涤痰清脑汤、辟秽解毒汤等，拓展运用攻下法来救治各种急腹症，包括急性阑尾炎、急性胰腺炎、急性胆囊炎、急性尿路感染、重症精神分裂症等。

二、攻毒承气汤方组成、功效及典型案例

【组成】金银花 240 克，连翘、生薏苡仁、赤芍、桃仁泥、厚朴、生槟榔、芙蓉叶、芦根各 30 克，冬瓜仁 60 克，生大黄 45 克（酒浸一刻，取汁入药），牡丹皮、枳实各 15 克，皂角刺、炮甲珠、白芷、甘草各 10 克，广木香、沉香各 3 克磨汁兑入。

【煎服法】加水过药 2 寸，加白酒 130 毫升，浸泡 40 分钟，加速药物分解，然后以武火急煎 10 分钟，取汁混匀得 1000 毫升，与硝菔通结汤混合，每隔 2 小时服 300 毫升，连续服用，以通为度。

【功效】此方以张仲景《金匮要略》中的大黄牡丹汤为底方加味而成。其中破格重用金银花，金银花擅治一切大小痈疽肿毒恶疮（化脓性感染），属疮毒圣药。芙蓉叶可消肿排脓止痛。同时再加入生薏苡仁、冬瓜仁，即仿千金苇茎汤之方义。此外，还添加了一个方子——透脓散。透脓散由炮甲珠

和皂角刺组合而成。上述诸药叠加，便达到了清热解毒、排脓止痛的功效。再以广木香、沉香磨汁兑入，可行气消肿。而生槟榔除有行气消肿之功效外，还有利水的作用。再配以硝菔通结汤破滞气、通腑实，毒随便泄，沉疴立愈。这便是李老组方的原意。

若与大柴胡汤合方，重用柴胡 125 克，加金铃子散（冲服），可于 40 分钟之内阻断病势，使急性胰腺炎痛止肿消，血常规基本复常，有效挽救患者生命。

攻毒承气汤配合张锡纯的硝菔通结汤是李老治疗急腹症的一大杀手锏。

以下，选取李老运用攻下承气法之验案数则，以帮助读者体会临床应用之效力。

【典型案例】

[病案 1] 李老治阑尾脓肿合并肠梗阻案

任某，女，48 岁。1964 年 8 月 14 日病危，其子何某从村中下山邀李老出诊。李老随其一路急行，午前方抵村。入室诊视，见患者取右侧位卧于炕上，痛苦呻吟，频频呕吐秽臭黏涎，其中夹有粪便，豆粒大之汗珠从头部淋漓滴下。右腿弯曲不敢稍伸，阑尾部有约馒头大之包块隆起，外观红肿，痛不可近。扪之灼热，有波浪感。腹胀如瓮，阵阵绞痛，已 3 日未便，亦不能矢气，小便赤热刺痛。高热寒战，叩齿"咯咯"有声。腋下体温 39.5℃。口气秽臭，舌黑起刺、干涩。

仅从外观，李老已可断为肠痈脓成，热毒壅闭三焦、阳明腑实之关格大症。乃建议即刻护送患者至县医院手术治疗，但患者畏惧开刀，宁死不去。全家又苦苦哀求，李老只好设法抢救。

李老曾谈及在 1939 年，他曾在该村，知患者素体康健，病虽 5 日，未见虚象。但症已危急，往返需 2 小时始可取药。情急之下，从电话口授一方，嘱大队保健站火速派人送药上山：

（1）生白萝卜 2.5 千克，玄明粉 120 克，上二味药加水 5000 毫升，置饭锅内同煎，分 3 次入萝卜，待煮熟一批，捞出再换一批，得汁浓缩至 500 毫升，备用。

（2）拙拟攻毒承气汤加味：金银花 240 克，连翘、生薏苡仁、赤芍、桃仁泥、厚朴、生槟榔、芙蓉叶、芦根各 30 克，冬瓜仁 60 克，生大黄 45 克（酒浸一刻，取汁入药），牡丹皮、枳实各 15 克，皂角刺、炮甲珠、白芷、甘草各 10 克，广木香、沉香各 3 克磨汁兑入。

加水过药 2 寸，加白酒 130 毫升，浸泡 40 分钟，加速药物分解，然后以武火急煎 10 分钟，取汁混匀得 1000 毫升，与方（1）混合，每隔 2 小时服 300 毫升，连续服用，以通为度。

（3）李老先予患者舌下金津、玉液、尺泽（双）、委中（双）刺泄黑血；阑尾、足三里、内关行提插捻转泻法，强刺留针。

待药取回，患者呕吐已止，绞痛减轻。下午 6:00，患者顺利服下 300 毫升。2 小时后腹中绞痛，上下翻滚，腹中阵阵雷鸣，频频打嗝矢气。此为佳兆，幸得三焦气机升降已复，

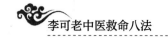

乃一鼓作气，再进500毫升，患者欲便，取针后仍未便下，但痛胀已大为松缓。

患者于夜11：00又进300毫升，至夜半2：00，便下黑如污泥，极臭，夹有硬结成条、块状粪便及脓血状物一大便盆。随即索食细面条1碗（已2日未进食），后安然入睡。

李老在病家守护一夜，次晨诊之，阑尾部之包块已消，仍有压痛。舌上黑苔通净，六脉和缓从容，体温37℃。予《辨证奇闻》所述"清肠饮"，倍薏苡仁，加芙蓉叶、炮甲珠、皂角刺以清余邪：金银花90克，当归50克，地榆、麦冬、玄参、生薏苡仁、芙蓉叶各30克，黄芩、炮甲珠、皂角刺、甘草各10克，3剂而愈。

李老言："阑尾炎因失治而成脓肿，甚至合并肠梗阻，在穷乡僻壤、缺医少药地区，并非偶见。此例病经5日，用青霉素未能控制，症情危急。"

若阑尾穿孔，易合并腹膜炎或脓毒败血症，其肠梗阻亦颇严重。现代医学认为，二者若见其一，已非保守疗法适应证。

但李老一生治愈此等急险重症却不计其数，且全部成功，无一例失败。擅治急症，是中医学的特色之一。而且见效快，费用少。如此大症，前后不出10小时，费用不过数元。

[病案2] 李老治化脓性阑尾炎合并重症腹膜炎案

杨某，14岁。1984年9月16日半夜2：00急诊入院。确诊为"急性化脓性阑尾炎合并弥漫性腹膜炎"，白细胞计数15.9×10^9/L、中性粒细胞90%，经输入大剂量青霉素不能控制病情。高热 39.5℃，持续不退，神志昏糊。本已定手术，然家长不同意。17 日请中医协治。李老见证如上，思虑恐有热毒攻心犯脑之虞。

遂予增损攻毒承气汤釜底抽薪，清热解毒排脓：金银花 120 克，桃仁、牡丹皮、紫草各 15 克，生石膏 30 克，冬瓜仁 60 克，生大黄（后下）、甲珠、皂角刺、甘草各 10 克，蚤休 15 克，生薏苡仁 45 克，芒硝 24 克（冲），三七粉 10 克（冲）。

上方 2 剂，日夜连服，2 小时 1 次，得畅泻，去芒硝。

9 月 18 日二诊：患者热退，阑尾压痛及满腹剧痛已退八九。改投《辨证奇闻》清肠饮，2 小时 1 次。

9 月 19 日三诊：肿痛全消，已能起床。前方再进 1 剂。

9 月 20 日痊愈出院，带清肠饮，2 剂以清余毒。

[病案 3] 李老治急性子宫内膜炎案

郭某，女，31 岁，煤矿工人家属。1967 年 10 月 9 日急诊。患者于经净次日去公共澡堂洗澡，当晚即感少腹胀痛如针刺、黄带秽臭、灼热，腰痛，夜半时开始寒战高热如疟，体温 39.5℃，自服镇痛片、四环素 6 片后得汗，入睡。当日晨起床后头痛呕吐，体温回升至 39.7℃。矿医院注射青霉素 80 万单位 10 支、安乃近 2 支，又得缓解。12 时起头痛如破，喷射状呕吐，高热达 40℃。黄臭带增多，夹有血水，少腹绞痛不可近，神志昏迷，牙关紧闭，时时抽搐。脉滑数搏指，苔黄厚腻，口中恶臭。

矿医院诊为急性子宫内膜炎、盆腔脓肿，已发展为脓毒败血症。症情险重，建议迅速送县医院抢救，然患者之夫刘某则坚持用中药治疗。

李老乃先以三棱针重刺十宣出血，双尺泽抽取黑血10毫升，针泻素髎、合谷，患者全身透汗，苏醒，呕吐亦止。

李老遂书简要方案：症由经后洗澡，秽浊不洁之物侵入前阴，湿热化毒，结于胞宫血室，热极动风，上犯神明。

拟攻毒承气汤扫荡热毒，以刹病势而挽危急：金银花240克，芙蓉叶、连翘、生大黄、柴胡、生薏苡仁各30克，苍术、黄柏、重楼、牡丹皮、紫草、桃仁各15克，冬瓜仁60克，漏芦12克，炮甲珠、甘草、车前子（包）各10克，川楝子30克，醋延胡索6克（研粉冲服），芒硝30克（另包），白酒100毫升。冷水浸泡1小时，急火煎沸10分钟，得汁3000毫升，每服300毫升，2~3小时1次，每次冲化芒硝10克，冲服延胡索粉1.5克，得泻2次后，去芒硝不用。一鼓作气，不分昼夜，按时连服，以阻断病势。

患者于晚7时服药1次，8：00许畅泻恶臭便1次，腹痛止。9：00继服1次，11：00体温降至38.5℃，黄带变稀。夜半2：00，体温37℃，患者入睡。

李老守护观察一夜，至次日天亮，共服药6次，约1剂的2/3，诸症已愈八九，嘱余药弃去不用，改投清肠饮3剂。

李老返回保健站时，患者已能出门送行。患者自开始服药至基本痊愈，历时12小时，药费不足10元。

李老后总结，用此方经治多例危重急腹症，取得成功经验之后，将上方定型，定名为"攻毒承气汤"。历30年，资料散失不全，难做精确统计。除上述病症外，将本方施用于急性胰腺炎、重症肺脓肿、可疑肝痈、外科创伤毒血症等，均治愈。

由于本方是从农村配药困难角度出发的，意在以 1 剂药在 20 小时内解决一个大症，故用量过大。90％以上的病人不待 1 剂药服完便已基本痊愈。

[病案 4] 李老治急性胆道蛔虫症并发急性胰腺炎案

刘某，女，46 岁，1983 年 12 月 2 日急诊入院。经内、外科紧急处理，不能控制，请中医会诊。

患者于前一日早饭后右上腹绞痛，频频呕吐，下午 4:00 吐出蛔虫 1 条，剧痛部位扩展至右上腹，疼痛剧烈，一度休克，注射哌替啶 1 支未效。当日持续性、阵发性绞痛加剧，满腹拒按，手不可近，反跳痛，寒热如疟，体温 39℃，经查血常规白细胞计数 1.85×10^9/L，中性粒细胞 90％。

李老给予初步诊断：急性胆道蛔虫症合并急性胰腺炎。

医院已输大剂量青霉素静滴，然患者高热不退，剧痛、呕吐不止。当时，条件有限，未能做血清淀粉酶测定，但已见急性胰腺炎之三大主症，病势险重，如果转院，则势必延误病机，决定中西医结合进行抢救。

李老询知患者嗜食肥甘酒酪，内蕴湿热，诊脉沉弦数实，苔黄厚燥、口苦、口臭。近日食滞，已 7 日不便，复加蛔虫内扰，窜入胆道，而致胰腺发炎。邪热壅阻脾胃肝胆，已成热实结胸、阳明腑实重症，遂拟方如下：

（1）于舌下金津、玉液穴刺泻黑血，双尺泽穴抽取黑血

2毫升，左足三里、右阳陵泉透阴陵泉，行提插捻转泻法，留针半小时。

以上法疏泻胆胃瘀热而止痛，针后呕吐止，剧痛缓解。

（2）拟攻毒承气汤合大柴胡汤、乌梅丸化裁，清热解毒，通腑泻热，扫荡血毒：

柴胡125克，黄芩45克，生半夏60克，杭白芍45克，枳实、牡丹皮、大黄（酒浸后下）、槟榔、甘草各30克，桃仁泥15克，冬瓜仁60克，乌梅30克，川椒、黄连各10克，细辛15克，金银花90克，连翘45克，芙蓉叶30克，芒硝40克（分冲），鲜生姜75克（切），大枣12枚。

加水2000毫升，浸泡1小时，急火煮沸10分钟，取汁600毫升，化入芒硝，加入蜂蜜60克、姜汁10毫升，3次分服，3小时1次，日夜连服2剂，以阻断病势。

12月3日二诊：从2日11：40开始服药，至12：30，患者腹中雷鸣，频转矢气，呕止，痛去十之七八，仍无便意。令所余2次药汁一并服下，至下午2：40，畅泻黑如污泥，极臭、极热，夹有如羊粪球大便1大盆及蛔虫3条，痛全止，热退净。嘱其第2剂药去芒硝，于夜12：00前分3次服完。至夜10：00又畅泻2次，泻下蛔虫1团，安睡一夜。

当日化验血常规已无异常，热退痛止，全腹柔软，患者要求出院。脉仍滑数，予上方1/4量2剂，以清余邪。

李老总结，现代医学所称之胆道系统疾病（胆道蛔虫症、急性胆囊炎、胆石症）及胰腺急性炎变所出现的症状，如胸胁剧痛、手不可近、呕吐不止、寒战高热等，与《金匮要略》

蛔厥、《伤寒论》"热实结胸""结胸发黄"、大陷胸汤证、大柴胡汤证之论述基本合拍。故以大柴胡汤为核心组方,正是最佳方案。经治急性胰腺炎6例,急性胆囊炎、胆石症、胆绞痛(加大叶金钱草120克,鸡内金、郁金各30克)70余例均愈。本例合并胆道蛔虫症,故加乌梅、川椒、黄连、细辛、蜂蜜为引,半小时后以芒硝20克泻之,1剂即解。

针刺与放血,在止痛、止呕、退高热方面起到了顿杀病势的效果,为辨证用药扫清了障碍。

【拓展运用】攻下承气法,除了可治疗急腹症以外,其拓展应用亦很广泛。李老自己便做了一些示范,他据此发明了两首方子,一为涤痰清脑汤,二为辟秽解毒汤。

1.涤痰清脑汤

生石膏200克,牡丹皮、紫草各15克(前三药代犀角),大黄、芒硝(冲)、黄芩、黄柏、煅礞石、生铁落、夜交藤各30克,菖蒲、郁金、生桃仁、红花各15克,生地黄45克,黄连10克,天竺黄10克,胆南星10克,甘草10克,竹沥1瓶(兑入),人工牛黄2克(冲),青黛15克(包)。

涤痰清脑汤是李老于20世纪60年代末所创之方,原方有犀角,以生石膏、牡丹皮、紫草代之,亦效。

李老曾用此方治40余例,多数在1周内康复,无复发。

[病案1] 李老治青年期精神分裂症案

杨某之女,20岁,经前突然发狂,打闹怒骂,不避亲疏。眼神混浊、呆滞、目赤,舌尖赤,苔黄厚,舌左瘀斑成条,脉沉滑。县医院内科诊为"青年期精神分裂症,狂躁型",用强力安眠镇静剂无效。辨为心火亢盛，夹瘀血、痰热上攻，李老拟"涤痰清脑汤"加祛瘀之品：

生石膏 200 克，牡丹皮、紫草各 15 克，大黄、芒硝（冲）、黄芩、黄柏、煅礞石、生铁落、夜交藤各 30 克，菖蒲、郁金、生桃仁、红花各 15 克，生地黄 45 克，黄连 10 克，天竺黄 10 克，胆南星 10 克，甘草 10 克，竹沥 1 瓶（兑入），人工牛黄 2 克（冲），青黛 15 克（包）。

上方服 2 剂，患者经通，下黑血块甚多，神清，打闹止，夜可安睡，又连服 7 剂，每次泻下胶黏状大便 3～4 次。

患者后恢复学业，李老曾追访至其参加工作，得知未再犯。

本型病人多由五志过极化火，夹痰上攻神明所致，用药寒凉攻泻，愈后当调理脾胃以杜生痰之源，愉悦心情，以免复发。

2. 辟秽解毒汤

辟秽解毒汤主要用来治疗疫毒痢，即传染性痢疾。过去，痢疾是发病率非常高的传染病，尤其是在 20 世纪 80 年代以前，农村卫生条件差，粪便得不到及时有效的处理，很容易造成传染，像瘟疫一样传播，所以中医把这种痢疾称为疫毒痢。过去小孩子死于疫毒痢的非常多。1975 年秋，灵石城关地区曾有暴发流行，偏僻山村有不及救治而死亡者。李老当年便自创"辟秽解毒汤"，经城关公社推广运用，经治者皆愈，无一例死亡。

金银花 60 克，白头翁 30 克，香薷、藿香、佩兰、川连、肉桂、牛蒡子（炒捣）、甘草各 10 克，白芍 30 克，炒扁豆 12 克，菖蒲 12 克，酒大黄 15 克。

用法：加冷水 750 毫升，浸泡 1 小时，急火煮沸 10 分钟，滤汁，多次小量频服，中病则止，不必尽剂。

[病案 2] 李老治疫毒痢案

田某之长孙，3 岁。1975 年 8 月 8 日 16：00 突然昏厥，高热达 40℃，腹痛哭闹，泻下秽臭脓血，手足抽搐，已昏迷 2 小时。

李老以三棱针重刺十宣、十二井出血，患儿全身透汗，随即苏醒。验舌黄腻，紫纹直透命关，口中臭气熏人。

当时正值中毒性痢疾流行，李老即疏"辟秽解毒汤"方：

金银花 60 克，白头翁 30 克，香薷、藿香、佩兰、川连、肉桂、牛蒡子（炒捣）、甘草各 10 克，白芍 30 克，炒扁豆 12 克，菖蒲 12 克，酒大黄 15 克，1 剂。

加冷水 750 毫升，浸泡 1 小时，急火煮沸 10 分钟，滤汁，多次小量频服，中病则止，不必尽剂。

患儿晚 20：00 服药 1 次，约 10 分钟，汗出，热退，神清，随之泻下秽臭便 2 次。当晚零时许约服 1 剂的 2/3，痢止病愈，余药弃去不用，后愈。

以上，笔者对李可老中医的攻下承气法，以及李老对攻下承气法拓展应用下发明的两首验方进行了介绍，此法适用范围广泛，疗效突出。

李老曾言：凡用经方治大症，一要辨证得当，见机即投，不可犹豫。二要掌握好经方的基础有效剂量，一次用足，大

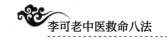

剂频投，日夜连服，方能阻断病势，解救危亡。李老意以原方折半计量为准。

此点已为 20 世纪 80 年代后考古发现之汉代度量衡制所证实。即汉代一两，合现代 15.625 克，上海柯雪帆教授已有相关专著，并经临床验证，真实可信。以此量治危重急症，可收到一剂知、二剂已，攻无不克之奇效。低于此量则无效，或缓不济急，贻误病机，误人性命！

回顾中医史上，自明代医界流行"古之一两，即今之一钱"之说始，数百年来，已成定律。习用轻剂，固然可以四平八稳，但却阉割了仲景学术的一大特色。沿袭至今，遂使中医优势变为劣势，丢掉了急症阵地。只有革除这一陋习，走出误区，奋起直追，努力发掘经方的奥秘宝藏，立足实践，培养并造就一批有胆有识、能治大病、能独当一面的青年中医队伍，才是当前复兴中医的当务之急。这亦是李老对我辈的殷切期待。

扶正托透法

一、扶正托透法的原理和使用要点

李老对扶正托透法的研究可谓非常深入。他常言：善治者，治皮毛，上工救其萌芽。这亦是《黄帝内经》中的明训。所以我们在治病的过程中，当知：病之来路，即是病之去路。足太阳膀胱经为人身的第一道防线，主一身之最表层，外为督脉所居；胸中为心之宫城，也就是我们的心包；最里层是足少阴肾经，是生命之本源。所以我们治病的时候，首先要护住最表层第一道防线。如果达到了最底层，深入了少阴肾，进入了心之宫城，就很难治了。若邪气已经进入了三阴，进入了少阴心、少阴肾，那便必须使用托透法。

李老曾言："三邪入侵，膀胱经既是入路，亦是去路。"风、寒、湿三邪由皮毛腠里到经络、到脏腑，由表入里，由浅入深，正虚无力祛邪外出，累累受邪，层层积压，遂成痼疾。入肝、脾、肾，这是三邪入了三阴的本脏。治法当扶正为先，正气渐复则病已。当用托透之法，使伏邪渐次由里出表则愈。若是燥邪、火邪，其治法又有所不同。

所以，扶正托透法的理论依据便是：病之来路，也是病之去路。其本质是因为肝、脾、肾三脏的阳气不足，寒气太盛；所以治疗可以采取托透法，让伏在三阴的邪气由里出表，这便是托透法的基本思路。

值得注意的是，在运用托透法的过程中，要分层次，相机而为。有一条重要的原则——"三阴统于太阴"。太阴脾脏与胃相表里，胃气即中气，为后天之本，有胃气则生，无胃气则死；治病需以顾护中气为第一要义，只有保住中气的斡旋运转，五脏方能得到滋养灌溉；运中土，溉四旁，先天肾气才能够得以生生不息。因此，我们在运用托透法的过程中，要掌握托透的时机，掌握托透的根本要点。

其中，第一个要点：一定要顾护中气（即胃气）。若胃气不足，用托透之法不仅无法将邪气外托，甚至可能不及施救患者便撒手人寰了。这便是"有胃气则生，无胃气则死"的道理。所以要时刻顾护胃气，只有把胃气补足，才能够进行下一步的托透。

第二个要点：要相机而为。待到患者正气恢复或充足，方可加强托透之力。若胃气已衰，肾气虚弱，此时托透，不仅达不到目的，反而可能会起到反作用。彭子益在其圆运动学说中也特别重视肾气，重视命门之火。他认为"少阴肾气（命门之火）是阳气之根。阳根一拔，中气无根，亦死"。因此，除顾护中焦胃气之外，还要特别顾护阳根，顾护肾气，顾护命门之火，此为阳气之根源。

只有明了以上机理，才能真正地理解托透法。我辈需谨记"中气不衰，肾气有根"，此为运用托透法的先决条件。

李老结合其几十年行医生涯总结出一条基本规律：现代人体质多虚，阳虚者十之八九，阴虚者百难见一。六淫之中，风、寒、湿邪危害十之八九，实热证百分之一二。地域无分南北，国不论中外，全球如此，临证万万不可大意。第一是因为现代人惯常食用生冷冰冻，伤及脾胃及肺的阳气；《黄帝内经》中讲"形寒饮冷则伤肺"。第二则是空调的普及，特别是南方地区多使用空调冷气。第三是熬夜，如今人民物质生活越发充裕，夜生活也变得极为丰富，尤其南方地区，一两点钟睡觉是常事，其实这样都极其损伤人体的阳气。第四就是输液。在不同的季节，输液的液体常与人体体温相差10～20℃，此皆可视为寒邪、湿邪。以上几点都会导致寒湿之邪日益泛滥，因此才说风、寒、湿邪为害十之八九，这亦是现代人诸多疾病的病因。过去人的病多以湿热为主，如以广东为代表的岭南地区、以江浙一带为代表的华东地区，病因多以湿热为主。因为过去这些地区水网发达，沟壑纵横，江河湖海环伺，气温高，湿热交蒸，导致这些地方湿热之气极重。然而随着生活质量的提高和生活习惯的变革，人们的生活环境也随之改变，所以湿热证、热毒证大大减少，取而代之的是虚寒证的多发。故李老认为，地无分南北，国不论中外，全球如此。这是李老对"六淫为害"的基本分析，以及对现代人体质的基本认识。这都直接导致《伤寒论》中经方的运用范围、适应人群越来越广。

以上，是基于对现代人体质的分析和病因的认识，对托透法的应用前提，以及本法之所以会被广泛应用的原因分析。

此外，李老曾讲到在治外感时，需谨记一条重要原则：一切外感必夹内伤。内伤即阳气不足，因此，麻黄汤、银翘散、

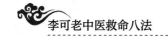

白虎汤绝不可用，唯有麻附辛加人参、乌梅、炙甘草，可顾护少阴肾气、敛正气，通治一切外感。在开表闭的同时，以固本气为主，方属于扶正托透法。

二、扶正托透法代表方——李可变通小青龙汤

变通小青龙汤是李老运用扶正托透法的其中一个代表方，也是一个治疗咳喘的要方。

《李可变通小青龙汤治哮喘举要》一文为李老于 2009 年7 月 30 日在山东济南经华卉典古中医研究所亲笔撰写。

李老认为，医圣的小青龙汤是治喘神剂，是破解世界医学难题中之心、肺、肾危重急症的法宝之一。重新认识《伤寒论》，探索发掘其中每一方的奥秘，是传承医圣心法，复兴中医的奠基之举，李老在世时的心愿便是与青年一代共同完成这一历史使命。

常言道："外科不治癣，内科不治喘，治喘必丢脸。"正说明哮喘病虽常见，但临床治疗效果却不尽如人意。而李老则认为小青龙汤便是治疗哮喘、咳喘等肺系疾病的神剂。在其几十年的医疗生涯中，对此方进行了一系列的拓展，经过加味以后，形成了一个治疗以咳嗽、喘息为主症的肺系疾病和其他疑难重症的法宝。

李老说，小青龙汤主症只"咳喘"二字，病在肺脏，日久由肺入肾。其病机为"本气先虚，外寒内饮"。治疗大法当为"发汗利水，表里双解"。

太阳经是病的来路，亦是病的去路。胸中为太阳经出入

之路，又为肺脏安居之所，肺为水之上源，皮毛为肺之外窍，又是太阳经之循行通道。诸症当先解表，开太阳，宣肺窍，汗出则外寒由里出表，小便自利，水饮自消，诸症自愈。但临床治病却没有这么轻捷便当。由于人体本气已虚，外邪屡屡入侵，寒邪由表入里，由浅入深，正气愈虚，邪陷愈深，层层藏匿于三阴之里，终成痼疾。非得反复扶正托透，否则伏邪难以尽出。

考虑到现代人全属未病本气先虚，更有甚者未病本气先溃，因此，李老运用小青龙汤有以下变通之处：

1. 加附子45克，以四逆汤法驾驭小青龙汤，重症加生山萸肉90克，先防厥脱，使元气固若金汤，则麻黄、细辛可解表利水，而无辛散过度之虞。

2. 加生晒参30克，使之成为四逆加人参汤，滋阴和阳，益气生津，以制姜、夏之燥。重症则改投高丽参9~15克，研末吞服。缓缓提升下陷之中气以定喘。

3. 加茯苓45克，成为小半夏加茯苓汤，另辟蹊径，淡渗利湿，使浸渍心胸脾胃间之水饮从小便去，协助麻黄、细辛开玄府发汗，上下分消。

4. 为使本方成为治喘神剂，从射干麻黄汤中选入紫菀、款冬花"对药"，以治"咳而上气，喉间水鸡声（湿痰缠于喉间所发之痰鸣音）"。

紫菀、款冬花，本经中品，温而不热，润而不燥，寒热皆宜，百无禁忌。《本草正义》中盛赞："紫菀，专能开泄肺郁，定喘降逆，宣通壅塞，兼疏肺家气血。凡风寒外束，肺

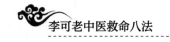

气壅塞，咳呛连连，喘促哮吼及气火燔灼，郁为肺痈，咳吐脓血，痰臭腥秽诸症，无不治之。而寒饮盘踞，浊涎胶固。喉中如水鸡声者，尤为相宜。"款冬花与紫菀性味相近，仲景之后凡治肺痿、肺痈、咳嗽喘促诸方无一不将其列为主药。

从近代沪上名家经验中选入定喘要药白果壳一味。所选白果，味甘，微苦，入肺、肾经。功能敛肺气，定喘嗽，止带浊，为痰喘要药。其性收涩，表实者与麻黄同用，一散一收，治痰喘极效。白果有小毒，而白果壳善解白果毒，故凡用白果入药，宜带壳打碎入煎。

5. 凡见喉间痰鸣辘辘者，加竹沥60毫升（3次服）以稀释涤除痰涎。

6. 痰喘实证，胸高息涌，窒闷欲死，加杏仁半升（55克），葶苈子半升（62克），大枣30枚，病退即去。

7. 肺心病合并呼吸衰竭、脑危象者，加麝香0.3～0.5克（首次顿冲，附子加至100克，另加山萸肉120克，生龙牡、活磁石各30克。）。

8. 寒邪郁久，入里化热，体温39℃以上者，加生石膏250克、乌梅36克，热退即止后服，不必尽剂。

9. 方中麻黄有致瞑眩物质，令人一阵昏眩面赤如醉，除先煎去沫外，可加等量之蝉蜕，可免此弊。

三、小青龙汤的主治

李老综合归纳分析《伤寒论》《金匮要略》的论述，认为小青龙汤的主治证候主要有以下特征。

1.伤寒表不解，心下有水气，干呕，发热而渴，或渴，或利，或噎，或小便不利，少腹满，或喘者，小青龙汤主之。其脉必见紧、弦。

2.病溢饮者。溢饮者的病机是水气不化，流于四肢、肌肤，身重如带五千钱，肿胀，此为其病机和表现。其根本病机即为水气，水气流溢四肢、肌肤才产生了沉重胀肿。对这些症状的治疗，大青龙汤主之，小青龙汤亦主之。大青龙汤可治疗饮邪较重者，饮邪较轻者用小青龙汤治之。

3.咳逆倚息不得卧，此方主之。咳逆即气逆，并非单纯的咳嗽，咳逆者有气上逆，有哮鸣音，张口抬肩撷肚，危困欲绝，端坐呼吸，不能平卧，是为哮喘重症，小青龙汤主治之。

4."妇人吐涎沫，医反下之，心下即痞，小青龙汤主之"。在张仲景的时代，医生大部分治法都是"汗、吐、下"三板斧。误用下法，不仅痰饮未除，反致心下痞满。此时患者心下、胃中有痰饮，属于坏治。张仲景便提出用"泻心汤主之"，半夏泻心汤和之。李老认为，此时如用大附桂理中汤，直奔太阴本脏，效果更佳，能够一举拔除痰饮之根，温补釜底之火。因此，我们既要传承，也要发扬，但发扬的基础是传承，没有传承谈发扬那便是无本之木、无源之水，自娱自乐罢了。

5.治肺胀，咳而上气，烦躁而喘，脉浮者，心下有水气，小青龙汤主之。肺胀，咳而上气，烦躁而喘，到此等非常状态，患者烦躁，脉浮皆因水饮之邪积于胸、肺、胃部，闭塞过久，已经化热。李老对小青龙汤进行了发扬，加入了石膏，

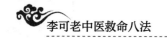

效果更佳。

以上 5 条中，李老认为第一条是小青龙汤证的提纲证。咳和喘伴随而来的一系列症状皆为兼症，咳喘是其主症。后四条是《金匮要略》中治内伤杂病的变法。

四、小青龙汤主治的病机分析

小青龙汤为何能治咳、喘、肿、上气呢?

1.这一系列的病皆因外有寒邪闭塞，内有水饮停留；根本原因则是少阴肾气不足，阳气不足。通过小青龙汤，麻黄、桂枝开太阳、宣肺窍，让邪气、寒气由里出表，小便自利，水饮自消，临床诸症自愈。然而临床治病，绝不是如此轻捷便当。由于人体本气已虚，外寒、外邪屡屡入侵，寒邪由表入里，由浅入深，正气愈虚，邪陷愈深，层层藏匿于三阴之里，成为痼疾，非得反复扶正托透，否则伏邪难以尽出。

例如，在实际治疗的过程中，哮喘没有 2~3 年，很难彻底治愈。症状控制住，哮喘两年不发，并不等于病就好了。有的患者隔 1~2 年，哮喘还会发作一次，那是因为正气太过虚弱。因此，培元固本，用很长时间去托透，病情还可能会反反复复。

2.此病为小青龙汤的主治病，其最主要的内因就是水气。水气是痰饮的演化。脾为生痰之源，必是人体本气先虚，脾失健运，饮食不化精微，反成痰饮、痰湿、痰浊，浸渍于心、胸、肺、胃间，造成心包积液、心包炎、胸腔积液。张仲景认为冠心病就是痰饮之邪阻隔胸阳，导致胸阳不振、阳微阴弦而形成的。

因此，痰饮水气是小青龙汤主治的病机中最根本的一条。肺是储痰之器，脾是生痰之源，咳喘即源于此二者功能失常，水气阻滞不出。若无此内因，即便是受了外寒，亦是麻黄汤证而已，不会成为内外交困之小青龙汤疑难大证。

哮喘实际上从西医角度讲是无法彻底治愈的，只能控制。但是自从笔者学习理解了李老的变通小青龙汤后，临床上可以真正做到将哮喘治愈，即中西药均停服而不再复发。

五、李可变通小青龙汤方组

【组成】桂枝、麻黄（另包，先煮去上沫）、蝉蜕、赤芍各45克，炙甘草30克，制附片、干姜各45克，五味子33克，辽细辛45克（蜜炙），生半夏65克，生晒参30克（另煎），茯苓、炙紫菀、炙款冬花各45克，白果壳20（打），鲜竹沥60毫升，生姜65克。

【煎服法】

1.加水2500毫升，先煮麻黄去上沫，减500毫升，后入诸药，文火煮取500毫升，兑入参汁，分三次服，每次200毫升，每次间隔3小时。

2.服首剂第一次后密切观察，若得全身畅汗，则剩余两次弃去不用。若仅得微汗，3小时以后再给药一次。若仍无汗，则缩短间隔时间，频频给药，以得汗为度。此即重剂分投，酌情进退之法。

若服首剂即得畅汗，或汗虽不畅而小便通利，亦为中病。

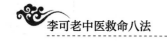

则第二剂之后麻黄减为 5 克，此时麻黄之用已非发汗，而是调畅五脏气机，类同阳和汤之用。

特殊体质，表闭过甚者，在服汤的同时，可加饮热稀粥，或"黑小豆、红糖、生姜、大枣和葱白（五虎汤）"，以资胃助汗。

3. 若老幼妇弱使用本方，可将全方按比例制小其剂。如用 1/2 量，则全方每味药皆减去 1/2，严格保持原方君、臣、佐、使各药原貌，不得打乱君、臣、佐、使的比例，以保证经方的主攻方向。

最小剂是底线，不得低于原剂量的 1/5，否则无效，婴幼儿也不例外。如本方附子 45 克，取 1/5 为 9 克，汤成，分 10 次稍稍与之，每次附子量约为 0.9 克，中病则止，不必尽剂，只要辨证无误，1/5 的变通小青龙汤，治愈小儿暴喘的时间超不过 8 小时，所用药量不足半剂药，剩余药液可弃去，或保留到次日陆续服完，可保终身不犯。

以下，为临床运用变通小青龙汤之验案。

【典型案例】

[病案 1] 李老治小儿暴喘案

1976 年冬，李老治王某之子，2 岁零 3 个月。夜半，患儿突然暴喘痰壅，无汗，喉间痰鸣如拽锯，面如蒙尘，唇青肢厥。询知下午给喂肥肉两块，证属寒喘夹食，李老予小青龙汤变法加味：

桂枝、麻黄、蝉蜕、赤芍、炙甘草、辽细辛、干姜各 9 克，五味子 8 克，生半夏 13 克，生姜 10 片，制附片 9 克，红参 9 克（捣，同煮），竹沥膏 10 毫升（分次兑入），炙紫菀、炙款冬花各 9 克，白果壳 10 克（打），茯苓、焦山楂、炒莱菔子各 9 克（治伤肉食），白芥子 10 克（炒，研，去皮里膜外之痰）。

加水 1000 毫升，文火煮取 100 毫升，小量多次，日尽 1 剂。此即变通小青龙汤 1/5 量，10 岁以上儿童则服 1/2 量，18 岁以上用成人量，老弱者酌情参照。

病家连夜抓药煮服，从开始服药至次晨 8 时，4 小时许，1 剂未尽，患儿诸症悉除。李老后追访至 1996 年，得知患者已 20 年未犯。

李老用本方 49 年，经治小儿近千人，大多 1 剂即愈，并提出：肾气虚者，加肾四味各 10 克，核桃肉 4 枚（本方合人参胡桃汤、青蛾丸，初病在肺，久必及肾，治以补纳肾气法），3 剂必愈。

李老言："经年累月难愈者仅 1 例，后服固本散加川贝尖、上沉香、蛤蚧尾、冬虫草，服半年后，10 年痼疾得以根治。"

[病案 2] 李老治小儿大叶性肺炎垂危案

郭某，女，6 岁。1989 年冬患急性大叶性肺炎，住院 10 日，高热抽搐 1 小时后已昏迷 6 日，并发呼吸衰竭、心衰 12 小时。

夜半，邀李老会诊。询知曾用青霉素、大剂量激素、清开灵、安宫牛黄丸无效。现体温突降至 36℃ 以下，二便失禁，气息微弱，喉中痰声辘辘（已予吸痰无效），面如蒙尘，唇、指、舌皆青紫，手冷过肘，足冷过膝，六脉散乱如雀啄、

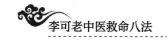

屋漏（心脏停搏前兆），已24小时吸氧5日。李老诊断此属高热伤阴，阴竭，阳无所附，气脱于下，阴阳离决之险已迫在眉睫。院长介绍，已请省内儿科专家会诊，专家认为"小儿大叶性肺炎，出现呼衰、心衰、脑危象其中之一，属于危重症……"

李老见小儿大汗淋漓，出气多，入气少，面如死灰，生死在顷刻间。遂不再多言，急疏破格平剂：

炙甘草90克，干姜75克，制附子45克，生山萸肉120克，龙骨、牡蛎、磁石各30克，高丽参30克，麝香1克。

令药房取药，武火急煮，边煮边灌，每次鼻饲5毫升，麝香0.2克，至早晨8：00，5小时内共服药4次。院长来告，服第二次后汗止，体温回升至37℃，手脚已温，心跳偶见间歇，呼吸平顺，服第四次后已能睁眼，吐痰，已给牛奶一小杯，已不再吸氧，去掉鼻饲管。当日，每小时给药10毫升，8小时内又服7次。下午4：00再诊，小儿已能讲话，喝牛奶3次，泡食馒头片5片，脉仍迟弱，50次／分，已无雀啄脉。面色少显苍白，两目有神，唯喉间痰鸣如拽锯不退。李老询之，知有痰喘宿疾。遂予变通小青龙汤3剂，取1/2量，麻黄减为5克，加生山萸肉90克固脱。

一场大病，九死一生，脏气大伤，李老令患儿服培元固本散半年。后李老遇当年患儿于一友人家，该女子已19岁，大病之后，调护得宜，颇健壮，已参加工作。其痰喘宿疾，自暴病中服破格救心汤1/3剂、变通小青龙汤3剂后，竟得根治。

此病在预后判断上，中西医基本一致。从中医古籍《黄帝内经》《难经》《四诊抉微》的记载看，凡见五脏绝症，七怪脉绝脉者，为必死之候，甚至可以预知死于某日某一个时辰。而李老的态度是，明知"不可为"而为之，只要一息尚存，心跳未停者，即当一心赴救，不计毁誉，尽到一个医生救死扶伤的职责。李老从医54年，救治这样的病人约五千之数。他提醒我辈不要被外国人的结论、古人的定论所拘，尽信书则不如无书。自己做过，方知端的。

六、变通小青龙的拓展运用

1.急性结核性胸膜炎

初病出现类感冒症状，发热恶寒，咳喘，胸闷，脉浮紧者，即投变通小青龙汤1剂，热退喘定，麻黄改为5克，再服2剂。失治或误治，胸腔积液，剧咳不止，胸闷刺痛，发热口渴，脉细数，舌边尖瘀紫者，速投：瓜蒌45克，薤白30克，白酒100毫升，桂枝、赤芍各45克，炙甘草30克，丹参45克，檀香、降香、木香、砂仁各10克（后下7分钟），生半夏、生薏苡仁、芦根、茯苓各45克，桃杏仁泥各30克，冬瓜仁60克，生姜45克，大枣12枚。上方3剂，3小时1次，日2剂，夜1剂，集中全力，化去胸肺间之痰、水、瘀浊，24小时即可脱困。

本方亦可治心包炎之心包积液。热化伤阴者，加西洋参30克；寒化、虚化，脉微细，但欲寐，元阳被一团阴霾所困

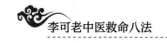

者，加炮附子 45 克、干姜 45 克、红参 30 克（另炖）、五灵脂 30 克以破阴通阳。

2. 肺间质纤维化

本病到中医接手诊治时，已属误治坏病，属病之晚期。多数并发肺心病、冠心病、顽固性心衰、渐进性呼吸衰竭。由于人体本气已虚到极点，因此救治大法只能是"但扶其正，保命第一"。由于治疗过程中西医长期用大量激素及抗菌消炎疗法，中医又以滋阴清肺、清热解毒为主，寒凉败中，肺阴未复，脾阳先伤，食少便溏，土不生金，化源先竭，反促败亡。急以桂附理中汤小剂先救胃气，保得一分胃气，便有一线生机。方如下：

炙甘草 24 克，干姜 12 克，炮附片 12 克，高丽参 15 克（另炖），白术 12 克，砂仁 10 克，紫油桂 10 克，炒麦芽 60 克，藿香 10 克，佩兰 10 克。

加水 1000 毫升，文火煮取 150 毫升，兑入参汁，日分 4 次服。

由于此属病人胃气伤残过甚，非但不能运化饮食，亦不能运载药力，故以小剂缓图，补火以生土，芳化温中以醒脾。李老提醒我辈切记：用理中法不可用青皮、陈皮、厚朴、枳实等破气之品。因太阴病之胀满，乃寒湿阻滞，中气旋转升降无力所致。桂附壮釜底之火，参草补中气之虚，砂麦藿佩芳香化湿醒脾，方克有济。妄用开破，反使中气下陷，拔动阳根，是促其死矣！

用药一周，胃气来复，食纳渐增。此时可制大其剂如下：

炙甘草 90 克，干姜 90 克，炮附片 45 克，高丽参 30 克（另炖），白术 90 克，砂仁 30 克，紫油桂 10 克，炒麦芽 60 克，藿香 10 克，佩兰 10 克。

上法调治月余，食纳大增，胃气来复，度过生死一关。

本病属大虚大实之候。久病气血耗伤殆尽，阴竭阳亡，气息奄奄，是为大虚。肺叶枯萎，湿痰死血盘踞深痼，是为大实。肺为娇脏，非如腑实、痈毒之可以用霹雳手段，直捣病巢，只能以攻补兼施，抽丝剥茧的方法，缓化湿痰死血。

本病属沉寒痼冷，寒邪由表入里，由浅及深，深陷里脏，冰伏难出。治法上，虽病程达数十年之久，但仍当引邪由里出表。这正是《黄帝内经》"善治者治皮毛……上工治其萌芽"之一大法宝。由于本病主证与变通小青龙汤完全吻合，故以本方扶正托透法贯彻始终。

培元固本散以血肉有情之品峻补先天肾气，有重建人体免疫力之功，故当常服。针对本病大实而又难以攻伐扫荡的特点，加入化瘀化痰药、虫类药，由浅入深，抽丝剥茧，行入络搜剔、化瘀散结的缓攻之法，攻邪而不伤正。方中尤以炮甲珠、麝香对药药力殊甚，可穿透攻破，无微不至，辟秽化浊，引诸药直入肺窍，清除湿痰死血。诸药相合，有修复、激活受损之肺实质病变之效。方如下：

大三七（占全方总量 1/3）、黄毛茸尖、高丽参、五灵脂、血琥珀、血河车、炮甲珠、麝香、川尖贝、上沉香、土鳖虫、生水蛭、藏红花、全蝎、蜈蚣、蛤蚧、冬虫夏草。

本病在三衰暴发，生死顷刻之际，救阳为急，大破格加

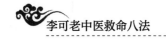

麝香1克，24小时连服3剂，脱险之后，坚持运太阴、保少阴，相机托透伏邪，缓图康复。

3. 多发肿瘤晚期

孙某，男，56岁，2008年4月3日初诊。糖尿病胰岛素依赖9年，双肺癌3年7个月，乙肝癌变18个月，介入后，不思食，周身疲软，喘不能步，喉间痰声辘辘，入夜咳逆倚息不得卧，无汗，全身紧束如绳索捆绑，脉沉紧弦，舌淡紫白腻。由天津赴灵石寻李老问诊，路途风寒外袭，太阳少阴同病，李老遂先予变通小青龙汤1剂。患者服药后周身润汗，喘减，夜可平卧。继服小剂桂附理中汤10日，幸得胃气来复，诸症均减。李老遂令患者服变通小青龙汤，麻黄减为5克，炮附片由45克渐加至200克，每服3~5剂，或泻下恶臭便，或胸背发出红疹，伏邪渐次外透，守此一方，每旬服7剂，静养3日，经11诊，至2009年7月，服药18个月，服加味培元固本散3料。外观已无病容，独自在天津与灵石之间往返8次，无须家人照料。

扶正托透法的运用范围非常广泛，以上便是变通小青龙汤的一些临床拓展。

七、李老谈治小儿急性肺炎正局和变局

本病以发热、汗出而喘为主症，可分正局、变局两种。正局用麻杏石甘汤，变局用变通小青龙汤。

（1）正局　指小儿素体健壮，抗病力强

受邪则从热化，病机是"表寒未罢，里（肺）热已炽"。

表邪来路是太阳，已用麻黄汤发汗，但寒去不彻，阻遏于肺，浸渍肺窍，故汗出而喘不止。虽有汗，但非大汗，虽里热，亦非大热，若大汗、大热则已是阳明白虎汤证，看出有内传阳明之势。故可以麻黄汤去桂枝之辛温，重加石膏之辛寒为君，变辛温解表为辛凉清解、表里双解之法，使外邪仍从表出，阻断内传阳明之变。麻黄汤一味药的改变，开创了辛凉解表、甘寒清热之新路，成为后世温病派思路之祖源。

伤寒方可以统治温病，清代中叶，柯韵伯以辛凉轻解法治春温，20 世纪 50 年代中期，蒲辅周以变通白虎汤治暑温（乙型脑炎大流行）达到了无一死亡、无一致残的成果。伤寒方熔寒温于一炉，以伤寒大法驾驭温病治法，大有可为。

1）运用麻杏石甘汤法治小儿急性肺炎的注意要点

①本方为辛凉清解峻剂。原方组成为：麻黄四两（60 克），杏仁五十个（20 克），炙甘草二两（30 克），生石膏半斤（125 克）。此为《伤寒论》的基础有效剂量。

②如何掌握应用？且看原方煮服法：

上四味，以水七升（1400 毫升），先煮麻黄减二升，去上沫，纳诸药，煮取二升（400 毫升），去渣，温服一升（200 毫升）。

本方得汤汁共二升，只言温服一升，所剩一升怎么办？仲景未曾交代。与其他方剂煮服法不大一样，不是笔误或遗漏，而是一个悬念，有种未尽之意，须得深思，方能领悟。其一，医圣治急性肺炎（麻杏石甘汤证），只需半剂药，即可热退喘定，所剩一升，弃去不用。其二，若因惜药而尽服，则药过病所，病机瞬息万变，反而会造成新的伤害。由于手太阴肺经生于中焦，土为肺之母，脾胃相连，肺热已退，寒凉太过则伤胃，而阳明之里即太阴，转为太阴，食少便溏之坏病，扶得东来西又倒，此等教训，俯拾即是。

此犹误之轻者，重则太阴之里即少阴，神倦困顿，已是少阴病但欲寐之渐变，则更加焦头烂额。以上为用量太过。反之，如用量太轻，则不能达到基础有效量（注意本方君、臣、佐、使比例，君药生石膏是麻黄的两倍、杏仁的六倍、炙甘草的四倍，可以制小其剂，但不可打乱比例，变异主攻方向），则不能顿杀病势，难以阻断内传阳明之变，热势愈盛，亢热不退，熏灼脏腑，耗伤津液。最后阴竭导致气脱、阳亡（重症肺炎最后死于呼吸衰竭、心衰）。

故李老言："学伤寒重在识病机，用伤寒方要恰到好处，有病则病挡之。当用之际，又要当机立断，不可犹疑。出现误治坏病，则以理中、四逆辈先救药误，以复元气。"

以上，对麻杏石甘汤证六经病机转化的方方面面，据临证实际加以叙述，不论伤寒温病，也不论用药太过、不及，或现代医院ICU的垂危病人，一旦出现少阴证，则已到了生死关头，速投大剂破格救心汤加麝香，十中可救八九。

以上所述为成人治法，而婴儿亦同此理。

2）婴儿用法

同样一剂药，只在服法上改为小量（每次1~2毫升）、多次给药（开始半小时，得效后延长至1~2小时给药），若热退，喘定，入睡，则醒后再喂5毫升，3小时后再喂一次，即可停药观察，若在次日午前尚未全好，则可再给药两次，每次 5 毫升，间隔 3 小时，所剩药汁弃去不用。治愈一例肺炎，不过一剂药的 1/20，最多超不过 1/12。在农村，配药难，宁可多备少用，不可急用无备。这样用药似乎骇人听闻。但是若用小剂（如 1/10），则煮出的有效成分浓度不够，反而误事。

（2）变局

肺炎小儿如素有痰喘宿疾，正气先虚，暴感寒邪，无汗或有汗而发热、剧烈咳喘，鼻翼扇动，喉间痰声如拽锯，脉浮紧或滑数，烦躁闷乱，渴而索水，舌中根黄燥者（内热明证），知有新感引动伏饮，内热已著，速投变通小青龙汤 1/2 量，加生石膏 125 克，依上法煮汤，小量多次给药，得汗则烦躁立退，咳喘立解，脉静身安，安然入睡。次日用 1/5 量，去石膏，再服 2 剂即安。

小儿脏腑娇嫩，寒热虚实，瞬息万变。尝见肺中燥热未罢，太阴虚寒已起，若单用麻杏石甘汤，则病愈之后，食少便溏，羸弱之患，非旬日调治难以复原。吾今以四逆加人参山萸肉汤驾驭小青龙加石膏汤，太阴、少阴已得双重保护，虽重用生石膏清肺热，然中病即止，绝无后患。

八、李可变通大乌头汤——通治一切骨病之要方

1. 李可变通大乌头汤组成、煎服法及功效

下面再给大家介绍一下李老一个典型的运用托透法通治骨病的方子——李可变通大乌头汤。李老于 2011 年 9 月 6 日

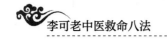

在郑州亲笔写下此方：

【**组成**】生黄芪200～500克，生麻黄45克（得汗后减至5克，若自汗勿用），桂枝、赤白芍各45克，制天雄45克，制川乌、黑小豆、防风各30克，辽细辛45～90克，当归45克，干姜90克，炙甘草60克，生晒参30克（捣），蜂蜜150克，生姜45克（切），大枣12枚（擘）。

【**煎服法**】冷水3500毫升，文火煮两个小时，去渣，再加蜂蜜，用文火再煮到1200毫升，分3次饭后服。

应用本方需注意剂量，临床上未必会用到此等大剂量，但是在改变其剂量时，一定要等比例地减少。如黄芪125克，麻黄相应要用15克，考虑到基础量，最好用15克来等比例地减少。李老基本上就是以15克为单位，以其倍数等比例地计算剂量。

煎服时，加水3500毫升，若黄芪用到500克，辽细辛用到90克，则3500毫升水是不够的。如有川乌、附子这些药，通常加水量是药量的5倍，最少亦需达到3倍。若矿石类药较多，加水量也需达到药量的3倍。先让水浸透药材半小时，随后大火烧开，再用小火继续煎。煎药的过程亦很是关键，若开始即用大火煮，药材未泡透，有些药材的有效成分便煎不出来。药材外部淀粉含量较高，这样操作容易出现药材外部已经煮透，但是并未透心的情况，因为淀粉类遇热后很快即会糊化，热力无法渗透入里，导致药心煮不透。这便是煎药必须先浸泡，再煮开，后转小火慢煎的原因。所以煎药时的水量、火候、浸泡的时间，都是非常关键的，若是方开对了，煎服法的细节不对，疗效也不会理想，这便是为何《伤寒论》《金匮要略》中的药方煎煮法甚至比其整个条文还要长的原因。

【功效】本方由黄芪桂枝五物汤、理中汤、麻黄附子细辛汤、大乌头汤合方化裁而成。遵三阴统于太阴之理，以理中汤、破格救心汤统驭全方，寓攻于补，扶正托邪为法。由于有蜂蜜、黑小豆、防风之善解乌、附之毒，煮服又遵医圣法度，绝无中毒之虞。若出现大瞑眩，则瞑眩一过，病退大半。若不能耐受，可以加蜂蜜 150 克，开水冲服，移时即解，无须过虑。

2. 李可变通大乌头汤在应用过程中的注意事项

（1）各种骨病、风湿性关节炎、类风湿性关节炎、脊髓空洞症、股骨头坏死、颈腰椎变形膨出等均可应用此方。如今流行整脊，而整脊的手法亦是五花八门，但在整脊过程中均可以搭配运用此方。需要整的脊柱之所以不正，与肌肉力量的薄弱关系非常之大。变通大乌头汤中的黄芪有生肌长力之效，可以增强肌力。其余药材亦能起到活血、通脉、祛寒的作用，能够在整脊过后，使肌力足以维持脊柱的正常状态。因此，在整脊的过程中可以应用此方，以做调理和修复。

（2）在运用变通大乌头汤的过程中，要配以培元固本散。可在原方基础上，加上炮附片 300 克、虎骨 100 克；虽然目前很难找到虎骨，但可用其他药材代替；再加藏红花（即西红花）100 克、炙甘草 100 克；每次 3~5 克，一天 3 次，用热黄酒调服。培元固本散的配合使用可以加快病情的痊愈，同时有效预防病情复发。

（3）运用变通大乌头汤的过程中，需禁房事3个月。中医讲肾藏精，肾主骨，故要禁止房事。此外，忌一切生冷油腻饮食，避免伤及脾胃。

若病人出现了胃气已败，必须先救胃气；等胃气来复，食纳大增，再用上方。上文讲到托透法的前提条件，一是胃气盛，二是肾气有根。若胃气已败，此时用变通大乌头汤治其风湿、类风湿等病是万万不行的。因为饮食都无法运化，更没有能力吸收、消化、运化药力，故此时必须先救胃气。这是扶正托透法的基本原则，也是应用前提。

李老在此特别给出了一首救胃气方：

白术、干姜各90克，砂仁30克（后下7分钟），炒麦芽60克，生半夏65克，藿香、佩兰各10克，制附片45克，紫油桂15克（后下7分钟），炙甘草60克，生晒参45克（捣），生山萸肉90克，生姜65克。

此方用的便是附子理中汤、破格救心汤，未用龙骨、牡蛎、磁石、麝香，运用大剂量的生山萸肉；同时还加了半夏、藿香、佩兰、麦芽以开通中焦，祛除痰湿、浊邪。

（4）颈椎病，可加粉葛60～120克，葛根是专理项背之药；腰椎病可加"肾四味"（淫羊藿、补骨脂、菟丝子、枸杞子）各30克，核桃6枚。若患者肾虚、长期腰酸、腰困如折，还可再多加些补肾之药，如杜仲、川续断、桑寄生、巴戟天。

（5）对疼痛极剧之人，可加野丹参45克，乳香、没药各10克，止痉散（3～6克）冲服；止痉散即全蝎和蜈蚣两味药材按 6 条全蝎和 3 条蜈蚣的配比而成。变通大乌头汤中的当归，加上丹参、乳香和没药，便是著名的活络效灵丹。此方治疗膝关节疼痛、腰椎间盘突出及压迫神经后的下肢疼痛、麻痹，以及感觉异常、拘急、抽搐、剧烈疼痛等有殊效。

（6）针对各种癌症的骨转移，在变通大乌头汤的基础上，加上漂海藻 45 克、两头尖 45 克、大贝 120 克、制马钱子粉 0.6 克（冲服）。此方笔者曾应用于临床，确实对治疗癌症骨转移有一定的疗效。

（7）若出现亡阳厥脱，必投大剂破格救心汤。

以上，是李老在运用变通大乌头汤时根据具体情况所做的诸多加减，供我等临床实践参考。

（8）病机要点：肾主骨，骨病从肾论治。

我们知道，阳气是先天肾气与后天脾胃之气结合在一起的混元一气！肾气又称元阳、命门真火，是生命的根基和原动力。故古人云：万病不治求之于肾。求之于肾就是救阳气。

上文中提到，托透法要分层次，要相机而为。遵循大原则"三阴统于太阴"。

变通大乌头汤是一个复方大剂，以四逆汤法驾驭麻附细法，又重用黄芪运大气，升提下陷之中气，固表气，正体现了三阴统于太阴之理。

【典型案例】

夏某，女，17 岁，山西临汾人。2007 年 5 月 19 日初诊。经某医院诊为"红斑狼疮"5 年。自幼体弱，久用激素，致肝肾损害。自汗，脊痛，下肢肌肉关节痛不可近。曾发高热月余，脱发，两颊红斑。15岁初潮，病后停经已年半。面色萎黄灰暗，腿软，迈步困难，一日跌仆2~3次。脉迟，54次/分，心动神摇，食少消瘦，除"满月脸"外，余处皆瘦削。

李老断其为先天不足，藩篱大开，寒邪由表陷里，直入三阴要害，正虚不能鼓邪外透，予扶正托透法：

（1）生黄芪250克，当归、桂枝、杭芍各45克，炙甘草60克，炮附片45克（日加5克，加至90克为度），制川乌、吴茱萸、黑小豆、防风各30克，白术、干姜各90克，生晒参30克（另炖，兑入），生山萸肉90克，辽细辛45克，益母草45克，生姜45克，大枣25枚。

加水3000毫升，文火煮2小时，去渣，入蜂蜜150克，浓缩至300毫升，入参汁。日分3次服，饭后40分钟服。

（2）鹿茸粉30克，清全蝎60克，大蜈蚣30条。研分30包，每次1包，3次/日，随中药服。

2007年6月8日二诊：前投变通大乌头汤去麻黄，加山萸肉、益母草，患者服至5剂，心跳加快，日泻恶臭带有黏涎之稀便3~4次，小便亦增多，甚觉爽快，食纳大增，此为本气渐旺，自我修复机制启动。

胃气来复，则太阴得以统帅三阴，促使伏邪渐次外透。

李老提醒：心跳加快者，乃深伏心宫之寒邪得下焦命门真火之助而开始化解（凡心肌病、心包炎、积液诸病皆有此效应）。

李老用方中并无泻药，泻恶臭便者，亦真火扫荡寒邪从二便而去。亦有吐出大量痰涎者，此即《黄帝内经》"在上者，因而越之"，皆因中药助人自我调节、修复之能。患者毕竟年轻，生机旺盛，诸症可退十之七八，痹痛全退，登四层楼不需父亲扶持。面色红润，已无病容。

李老仍遵原意出入，原方加九节菖蒲 30 克，直通心窍，嘱服 30 剂后再诊。

2008 年 3 月 16 日三诊：患者按上方服 25 剂，附子用量已达 135 克。月经来潮，长达 26 个月之剧烈痛经亦愈。期间面颊、指肚、小关节不断透发红疹、红斑、小结节，腰、腿部多个大结节旋起旋消，全身退皮一层，六脉冲和，效不更方，嘱原方再服 1 月，加服培元固本散。附子从 135 克日加 10 克，无上限，加至正气大旺，正邪交争，出现瞑眩效应后停药静养。

李老当年前后经治红斑狼疮 5 例，其中一例病愈后生一男孩。

本方治类风湿性关节炎、脊髓空洞症、股骨头坏死、硬皮病等免疫缺陷病皆有卓效。

附 1：陈长青治强直性脊柱炎案

许某，女，55 岁，汕头人。2014 年 8 月 4 日初诊。

患者腰骶疼痛 10 余年，一直未做系统诊治。疼痛夜间加重，翻身困难，天寒尤甚，怕冷阵作。长期反复发作口腔溃疡，溃疡面大，每次持续 10 余天方愈；溃疡现正发作。睡眠易醒，易惊恐。咽中有痰，夜间时作呛咳。不耐饥饿，易发低血糖。纳可，大便调。广州市正骨医院 MRI 示：双侧骶髂关节骨质破坏，疑诊为强直性脊柱炎。舌印（＋），腮印（＋），甲印5个。舌淡红，苔薄白腻，舌络细长。脉沉弦，右尺沉微。

根据李老变通大乌头汤方再结合患者病情，方药如下：

炮台芪120克，鹿角霜30克，巴戟天30克，熟地黄45克，杜仲30克，骨碎补30克，辽细辛45克，桑寄生30克，油桂米丸3克（先吞），制川乌30克，黑小豆30克，防风30克，姜汁砂仁15克（后下10分钟），败龟甲10克（先煎30分钟），熟附子45克，炙甘草60克，生龙牡各45克，3剂。

童便制马钱子胶囊1粒（临睡前温水送服）。

用法：加冷水2500毫升，先煎败龟甲半小时，纳余药，加蜂蜜100克，文火煮取400毫升，分2次中、晚饭前温服，先吞米丸。用药渣泡脚。

8月11日二诊：2014年7月30日于某院查HLA-B27阳性，确诊为强直性脊柱炎。患者服上方第3剂时腰骶疼痛开始加剧，翻身尤其困难，持续一晚后逐渐缓解。口腔溃疡已愈。大便日1~2次，成形。月经已停3年。舌淡红，苔根薄腻，舌络细长。脉沉细弦，尺微。方药如下：

炮台芪120克，鹿角霜30克，巴戟天30克，熟地黄45克，骨碎补30克，生南星30克，生姜30克（自备），辽细辛45克，桑寄生30克，制川乌30克，黑小豆30克，防风30克，雷公藤15克，鸡血藤60克，狗脊30克，姜汁砂仁30克（后下10分钟），败龟甲15克（先煎30分钟），熟附子 45 克，生龙牡各 30 克，怀牛膝 15 克，炙甘草 60 克，15 剂。

童便制马钱子胶囊 1 粒（临睡前温水送服）。

用法：加冷水 2500 毫升，先煎败龟甲 30 分钟，纳余药，加蜂蜜 100g，后下姜汁砂仁，文火煮取 400 毫升，分 2 次中、晚饭前温服，先吞米丸。用药渣泡脚。

9 月 1 日三诊：患者服上方至第 4 剂时腰骶疼痛明显减轻，睡眠改善，服至第 10 剂即觉口淡。5 天前感冒后，双髋关节疼痛加剧，不能抬腿，双足踝间发轻微浮肿。仍有口疮发作。舌淡红，苔薄白腻，舌络细长。脉沉细弦，尺微。调方如下：

炮台芪 120 克，鹿角霜 30 克，巴戟天 30 克，熟地黄 30 克，骨碎补 30 克，生南星 45 克，生姜 45 克，辽细辛 60 克，桑寄生 30 克，制川乌 30 克，黑豆 30 克，防风 30 克，雷公藤 15 克，鸡血藤 60 克，狗脊 30 克，姜汁砂仁 30 克（后下 10 分钟），败龟甲 15 克（先煎 30 分钟），炮附子 60 克，生龙骨 30 克，生牡蛎 30 克，怀牛膝 15 克，炙甘草 60 克，21 剂。

童便制马钱子胶囊 1 粒（临睡前温水递服），21 剂。

用法：加冷水 3000 毫升，先煮败龟甲 30 分钟，纳余药，加蜂蜜 100 克，后下姜汁砂仁，文火煮取 400 毫升，分 2 次中、晚饭前温服。用药渣泡脚。

10 月 6 日四诊：患者觉右臀部时有酸痛，凌晨醒来时觉腰骶酸软，翻身稍感吃力，上楼时双膝酸软。右足背处间有疼痛。近一月口疮未发。近日大便少，双足浮肿消失。每晚可睡6小时，但半夜易醒。夜间时有干咳，气逆则作。舌暗红，苔根白腻，舌络细长。脉细弦，尺微。调方如下：

炮台芪120克，鹿角霜30克，巴戟天30克，补骨脂30克，骨碎补30克，生南星60克，生姜60克，当归30克，制乳没各10克，丹参30克，辽细辛60克，桑寄生30克，制川乌30克，黑豆30克，防风30克，雷公藤15克，鸡血藤60克，怀牛膝15克，杜仲30克，炙甘草60克，生龙牡各30克，6剂。

用法：加冷水2500毫升，加蜂蜜100克，文火煮取400毫升，分2次中、晚饭前温服。用药渣泡脚。

10月13日五诊：患者觉夜间腰酸困发僵较前减轻，双膝酸软，上楼时明显，气逆作咳减少。近3天大便日3~4次，稀烂，便后肛门有少许湿热感。睡眠改善。舌淡暗，苔根白腻，舌络细。脉沉细弦，右尺沉微。调方如下：

炮台芪90克，鹿角霜30克，巴戟天30克，补骨脂30克，骨碎补30克，生南星60克，生姜60克，当归30克，制乳没各10克，丹参30克，辽细辛60克，桑寄生30克，制川乌30克，黑豆30克，防风30克，雷公藤15克，鸡血藤60克，怀牛膝15克，杜仲30克，炙甘草60克，生龙牡各45克，6剂。

用法：加冷水2500毫升，加蜂蜜100克，文火煮取400毫升，分2次中、晚饭前温服。用药渣泡脚。

10月20日六诊：患者诉腰酸痛症状消失，唯走路时双膝酸软，无余不适。

守方 15 剂，隔日 1 剂，以资巩固。

附 2：陈长青治过敏性鼻炎案

刘某，男，37 岁，自由职业者，辽宁沈阳人。2009 年 4 月 30 日初诊。

患者晨起鼻塞、打喷嚏、流清涕，持续 1~2 小时不解。已困扰患者数月。饮热茶可使症状稍缓，遇冷则加重。伴有困倦、乏力。纳眠可，二便调。数年前曾患长期午后低热，经用大剂扶阳潜阳中药治愈。舌质暗红，苔薄润，脉细关弦。

采用扶正托透法思路，予方如下：

制附片 60 克，春砂仁（姜汁炒，后下）30 克，龟甲 12 克，麻黄 10 克，细辛 15 克，生山萸肉 45 克，生龙牡各 30 克，炙甘草 30 克，红参 15 克（另炖，兑入），6 剂。

加冷水 1200 毫升，文火煮取 300 毫升，兑入参汁，分两次饭后温服，服后喝热粥一碗，温覆取微汗。

5 月 7 日二诊：患者电话询诊，症状已去十之六七。效不更方。守方再服 6 剂。

5 月 16 日三诊：患者手机短信告知，病已基本痊愈，晨起偶有喷嚏。守方剂量减半，再服 6 剂，以资巩固。

附 3：陈长青治耳聋案

朱某，男，60 岁，居士。2006 年 10 月 30 日初诊。

患者左耳聋，如塞棉花，伴颈项疼痛，乏力，眠差，大便可。素嗜冷饮。舌淡红，苔薄润，轻齿痕，脉左关弦，尺沉细。予方如下：

柴胡8克，黄芩3克，党参20克，香附子15克，石菖蒲6克，半夏10克，茯苓20克，白术20克，制附片10克，枳壳15克，赤芍15克，田七片15克，炙甘草6克，7剂。

早、中饭前服，晚上用药渣煲水泡脚。

11月6日二诊：其女代诉，服药后，大便2~3次，曾发作寒战一次，耳聋时好时差，自觉困倦。舌淡红，苔薄润，轻齿痕，脉左关弦，尺沉细。调方如下：

柴胡8克，香附子15克，石菖蒲6克，党参30克，茯苓30克，白术30克，枳壳15克，赤芍10克，田七片10克，制附片10克，补骨脂30克，炙甘草6克，7剂。

早、中饭前服，晚上用药渣煲水泡脚。

11月15日三诊：头项痛消失，仍耳聋，左耳尤甚，睡眠好，大便2~3次。舌淡红，苔薄润，脉沉细。调方如下：

柴胡8克，枳壳15克，赤芍10克，田七片10克，党参30克，茯苓30克，白术30克，石菖蒲6克，补骨脂30克，磁石30克，制附片10克，香附子10克，炙甘草6克，7剂。早、中饭前服，晚上用药渣煲水泡脚。

12月4日四诊：患者头项痛完全消失，仍左耳聋，鼓气后可暂时减轻，左鼻有浓涕少许，晨起明显，大便2次，为稀便。舌淡胖，苔滑，脉沉滑。调方如下：

柴胡10克，石菖蒲1克，香附子10克，赤芍10克，田七片10克，党参30克，茯苓30克，白术30克，枳壳15克，制附片15克，磁石30克，补骨脂30克，炙甘草10克，14剂。早、中饭前服，晚上用药渣煲水泡脚。

12月18日五诊：患者仍左耳有堵塞感，听力差，伴晨起左鼻有少许黏稠鼻涕。素体肠胃虚寒，稍食生冷则腹泻。舌淡胖，苔滑，脉沉滑细。调方如下：

麻黄6克，制附片30克，细辛6克，干姜30克，白术15克，党参30克，石菖蒲10克，春砂仁（后下）10克，炙甘草30克，7剂。早、中饭前服。

12月25日六诊：患者服上药后有两天耳聋完全消失。舌淡嫩红，苔润滑，齿痕多，脉沉滑细，两关微浮。调方如下：

麻黄6克，制附片30克，细辛10克，党参30克，白术15克，干姜30克，春砂仁（后下）15克，骨碎补30克，磁石30克，石菖蒲10克，炙甘草30克，7剂。服法同前。

七诊时患者耳聋已愈，大便每日1次。舌淡红，苔薄润，脉沉细，寸微浮。予方巩固：

制附片30克，肉桂3克（焗服），党参30克，白术30克，干姜30克，砂仁15克（打，后下），骨碎补30克，石菖蒲10克，炙甘草30克。10剂，水煎服，日1剂。

从上述验案中我们可以发现，托透法不是只能用来治疗风湿病、骨关节病，关键是判断该病是否为寒邪由表入里、由浅入深，深入了三阴，特别是入了少阴肾、太阴肺，此时用托透法的效果是非常显著的。

【拓展运用】

至此，笔者对李老扶正托透法涉及的几个重要方剂都做了相应的介绍，从变通小青龙汤到变通大乌头汤，扶正托透法除了在这些已经介绍过的情况下可以运用外，还在哪些情

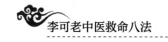

况下可以继续拓展？还有哪些领域可以运用扶正托透法？除了上文已经介绍过的诸多疾病外，怎样去拓展使用？那就必须掌握其原则与核心的机理。

首先，只要是风、寒、湿邪侵袭，由表入里，层层深入，留而不去，就可考虑运用扶正托透法。"邪之所凑，其气必虚"，邪气之所以留而不去，全因正气不足，因此，这时必须扶正托透。但是需切记其使用的大前提：中气不衰，肾气有根。时时刻刻需谨记顾护脾肾两本。

若患者中气衰了，肾气弱了，是不是便绝对不能用？

上文中已举过例子，是可以运用的。但要先把胃气（中气）救回，把肾气鼓舞起来，方可用托透之法。扶中气、助中气用附子理中汤，鼓舞肾气用肾四味，再严重的便使用培元固本散。

邪在太阳（即皮毛、经脉、筋骨）可运用变通大乌头汤；若邪入少阳，可考虑以小柴胡汤为底；邪入阳明需用泻下、承气；邪在太阴肺，可用变通小青龙汤；若在少阴肾，则需用麻附辛；邪入厥阴，可用乌梅丸；再严重的病情，便需用到破格救心汤。此时托透并非重点，而是要扶正，即顾护正气。

扶正通泄法

在上一篇中，笔者对李老的扶正托透法进行了介绍，而扶正通泄法便是相对扶正托透法而言的。李老在论述扶正托透法之时讲道："风、寒、湿三邪入侵，太阳经既是入路，亦是出路。"意思是这三种邪气由皮毛、肌腠，再到经络、脏腑，由表入里、由浅入深。因为正气虚了，无力祛邪外出，所以导致身体累累受邪、层层积压，遂成痼疾。对此，要扶正为先，待正气渐复，再以托透之法，使伏邪渐次由里出表，再由皮毛、肌腠而出，因此在服药过程中患者常常伴随汗出、皮疹等现象。《素问·阴阳应象大论》中对这种透邪外出的治法也有相关描述："其高者，因而越之；其下者，引而竭之；中满者，泻之于内；其有邪者，渍形以为汗；其在皮者，汗而发之；其剽悍者，按而收之；其实者，散而泻之。"而中医治病历来有汗、吐、下三板斧，对于正虚伏邪积聚成实者，同样可以用扶正通泄的治法散而泻之、引而竭之。

扶正通泄法的原理

"邪之所凑，其气必虚"，正气虚有阴虚、阳虚、气虚、血虚等，扶正即是根据邪气影响下人体气血阴阳偏虚的情况进行相应的补充，气虚者用黄芪、人参等峻补元气，阳虚者用附子、干姜等破阴通阳，阴虚血虚者用地黄、阿胶、当归

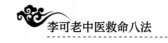

等滋阴补血，李老不是只会用附子温阳，也会用黄芪益气、地黄滋阴，在他的临床医案中处处可见他对于气血阴阳的深刻认识。

李老在急腹症患者中即有用到攻下承气汤以急下救胃气，对于年老气虚关格重症患者也擅于用气药为帅，以扫荡攻积。气化之理，总是以人为本，以病为标。水谷积滞于六腑，形成宿食、痰浊等有形实邪，正盛则邪从热化、实化，需用攻下承气法急攻其邪，则正气自复；正虚则邪从寒化、虚化，正气无力抗邪外出，则气机逆乱、阻隔不通，需用扶正通泄法峻补元气，佐以降胃，则邪气自泄，二便通利。

对素体阴虚，再感外邪，邪热伤阴的患者，李老同样会运用知柏地黄汤合猪苓汤滋阴清利湿热，既能扶正补阴，又能利尿通淋，这也是扶正通泄法的另一妙用。

如果病程日久，病邪还会出现更顽固纠缠的变化。阴邪若成"积"，聚集在体内，偏着一处，也称"奇络之邪"，停在经络中类似拐角之处；或者停聚在某一脏腑中，成为积聚、癥积，尤其在肠道中形成有形的癥积；若深入了血分，则聚而化毒，弥漫三焦。就如《灵枢经》中提道："肠胃之络伤，则血溢于肠外，肠外有寒汁沫，与血相搏，则并合凝聚不得散，而积成矣。卒然外中于寒，若内伤于忧怒，则气上逆，气上逆则六输不通，温气不行，凝血蕴里而不散，津液涩渗，着而不去，而积皆成矣。"卒然多食肠满、起居不节、用力过度，则肠胃之络伤；内伤于忧怒，气逆则凝血不散；当寒邪与瘀血凝聚，停聚在体内，日久不得散，则形成有形的积聚、癥积。

若出现了此种情况，我们便很难用托透之法，祛邪由里出表，扶正托透法便失去了用武之地。此时便只能因势利导，扶正温下、破瘀通泄，令邪毒从大便而出，即从肠道排出。大黄附子细辛汤、大黄䗪虫丸即为代表方。

张仲景在《金匮要略·腹满寒疝宿食病脉证并治》中就谈道："胁下偏痛，发热，其脉紧弦，此寒也。以温药下之，宜大黄附子汤。"其中"以温药下之"，便是扶正通泄法的始祖之一。

此方为：大黄三两，附子三两（炮），细辛二两，上三味，以水四升，煮取二升，去滓，分温三服，一服后，如人行四五里，再进一服。"如人行四五里"即 1~1.5 小时，"再进一服"即说明温下要一鼓作气。

《成方便读》在解释上述条文时讲道：（此为）"阴寒成聚，偏着一处，虽有发热，亦是阳气被郁所致，是以非温不能散其寒，非下不能去其积"。必须要用温散、温下之法才能把寒、积去除掉。所以运用附子、细辛，"辛热善走者搜散之，而后大黄得以行其积也"，先把寒积散开，然后用大黄攻下逐瘀。

如患者瘀血留滞，积于五脏，可用红参、五灵脂益气化瘀，甚则用大黄䗪虫丸以化瘀消癥。

《金匮要略·血痹虚劳病脉证并治》中提道："五劳虚极羸瘦，腹满不能饮食，食伤、忧伤、饮伤、房室伤、饥伤、劳伤、经络营卫气伤，内有干血，肌肤甲错，两目黯黑。缓中补虚，大黄䗪虫丸主之。"此方组成为，大黄十分，蒸黄芩二两，甘草三两，桃仁一升，杏仁一升，芍药四两，干地黄十两，干漆一两，虻虫一升，水蛭百枚，蛴螬一升，䗪虫半升。上十二味，末之，炼蜜和丸小豆大，酒饮服五丸，日三服。

这便是扶正通泄法的来源。

从张仲景开始，实际上已经在使用此法了，李老在他的临床实践中多用此法来治疗尿毒症、肝硬化、肿瘤，以及肠道的寒邪凝聚等疾病。

【典型案例】

[病案1] 李老治老年性高位肠梗阻案

王某，男，65岁，外科住院病人。急诊入院5日，病程半月。起病即见腹痛呕吐，半月无大便，无矢气。腹胀如鼓，时时绞痛，满床翻滚。外科诊为老年性肠梗阻。经胃肠减压，灌肠无效，准备手术。考虑患者年高体弱，脱水严重，心脏功能不好，恐难支持，特邀中医协治。

诊见患者面容憔悴，眼眶塌陷，极度消瘦，腹胀如鼓，已半月粒米未进。舌苔黄厚腻，脉滑无力。年高，关格大症，邪实正虚，不堪峻攻。拟硝菔汤合扶正破滞之品。

（1）生白萝卜2.5千克，芒硝240克。

（2）红参（另炖）、赭石粉、厚朴、槟榔各30克，旋覆花15克（包），枳壳10克（炒），木香、沉香各3克（磨汁兑入）。

各依法煎煮，两汁混匀，2小时服1次，每次200毫升，连续服用，便通停药。

次日诊之，知昨晚 8：00 服药 1 次，一刻钟后，先觉脐周绞痛，随即有气上下翻滚，腹中鸣响如雷，满室皆闻其声。约 40 分钟后开始频频打嗝，矢气不停，三焦气机升降已复，腹胀大减。又接服药汁 200 毫升，1 小时后腹中大痛一阵，随即便下团块状结粪夹极臭之糊状大便甚多，痊愈出院。此例从服药到便通仅 2 小时 10 分，服约全剂的 1/2 弱。

[病案 2] 李老治肠梗阻术后粘连性不完全梗阻案

李某，男，37 岁，农民，外科住院病人。1984 年 1 月 14 日，外科邀余协治。病历记载，患者于 2 年前做肠梗阻手术。今年冬至节后，又发生粘连性不完全梗阻，已住院 20 日，呕吐频作，腹痛不休，大便似通不通，已 25 日不能进食。身瘦形脱，疲软不能坐立，动则气喘。脉大按之而散，舌红中根燥干。此系中气虚失于运旋，胃液涸不主和降而致。予益气降逆，增液行气：

生黄芪 90 克，红参 20 克（另炖），生地黄 30 克，玄参 60 克，麦冬 90 克，厚朴 30 克，沉香、木香各 5 克（磨汁兑入），赭石粉 50 克，莱菔子 30 克（生炒各半），姜汁 10 毫升兑入，2 剂。

当日服药后，腹中响动如雷，呕止。中午开始进食，下午 2：00 便通，腹痛止。次日又服 1 剂，一切复常，唯觉气短身软。已办出院手续，特来中医科向余告别。于补中益气汤加麦冬 30 克、五味子 10 克，3 剂善后。

[病案 3] 李老治急性肾盂肾炎案

耿某，女，29 岁，1983 年 9 月 2 日初诊。内科诊为急

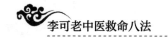
性肾盂肾炎。当日化验：血常规，白细胞计数 1.445×10^9/L，中性粒细胞80%。尿常规，蛋白（++++），白细胞（++++），红细胞2~3。已定收入住院部治疗，因无人陪侍，要求服中药。

李老询知患者病经3日，初起恶寒发热，今恶寒已罢，高热39.5℃。有汗，干呕。3~5分钟即小便1次，尿道灼痛如刀割。气怯神疲，腰部双肾俞穴处困痛如折。面色苍黄不泽，脉沉细数，舌胖少苔。证由素体阴虚，外感寒邪失表，入里化热，三焦气化不行，湿热蕴蓄下焦。遂予方如下：

酒生地、山药、茯苓、山萸肉各30克，牡丹皮、泽泻、猪苓各15克，滑石30克，阿胶（化）20克，桔梗、杏仁、知母、黄柏（姜汁炒）各10克，川牛膝30克，乳香3克，甘草梢5克，琥珀5克、三七3克（研冲），2剂。

两小时服1次，昼夜连服两剂。方以知柏地黄汤合猪苓汤滋阴清利湿热，桔梗、杏仁宣肺开提上焦，川牛膝、乳香直通膀胱窍道，三七、琥珀化瘀通淋。患者发热为阴不胜阳，虽见白细胞偏高，亦不予清热解毒，且重用山萸肉、山药顾护元气。因见舌胖，生地用酒浸，黄柏姜汁炒，以护胃气。

1983年9月3日二诊：2日晚8：00患者服完2剂药，至零时热退，小便通利，安睡一夜。3日早呕吐止，进食如常。舌淡红，有薄白苔，脉细数，当日化验：血常规，白细胞计数 0.9×10^9/L，中性粒细胞70%。尿常规，蛋白（-），白细胞（++++），原方去杏、桔，2剂。

9月5日，患者当日化验血常规，白细胞计数 $0.73×10^9/L$，中性粒细胞 80%。尿常规，蛋白（-），白细胞（+）。已无自觉不适，食纳增，精神健旺，尿清长，李老将原方去通淋散、知柏，令患者续服两剂。

9月9日患者当日化验，血、尿均转阴，脉细数，阴虚未复，遂予原方 3 剂善后。

[病案4] 李老治慢性肾盂肾炎合并泌尿系急性感染案

亚某，女，40 岁，1981 年 6 月 7 日。因连续熬夜排练、演出，于黎明时突然少腹绞痛，小便滴沥难通，每隔一两分钟，即要小便 1 次，灼痛如刀割。发热烦渴，肉眼血尿，大便 3 日未行，脐腹疼痛拒按，里急欲便不能，辗转颠倒，痛苦莫可名状。脉沉数实，舌红苔黄而干。患者诉三四年来，每逢过劳即发，一发则十天半月不愈。当日化验：白细胞计数 $1.95×10^9/L$，尿蛋白（++++）。内科诊为"慢性肾盂肾炎并泌尿系急性感染"，已服呋喃妥因及注射青霉素无效。

李老认为患者证虽久延，但见前后不通，仍属湿热蕴蓄下焦之实证。而劳伤之体，例同无粮之师，利在速战，邪去则正安，姑息适足以养奸，遂予方如下：

大黄 15 克，海金沙、泽泻、血琥珀各 9 克，大蜈蚣 6 条，全蝎 12 只。共研细粉，蛋清 6 枚调糊，分 3 次热黄酒冲服，3 小时 1 次。

上药于下午 1∶00 备妥，服 1/3，1 刻钟后患者即尿出带有血条之小便约 200 毫升，至 4∶00 服药两次，泻下恶臭便半痰盂，热退痛止，至此，患者已疲惫不堪，呼呼入睡，李

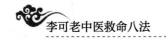

老嘱剩药弃去不用。

次日，患者觉尿道仍感灼热，气短不思饮食，四肢乏力，烦渴喜饮，脉沉数，舌红少苔。此为气阴已伤，李老遂拟猪苓汤滋阴通淋，加白人参益气，沙参、乌梅酸甘化阴：

阿胶 20 克（化入），茯苓 30 克，猪苓、泽泻各 12 克，滑石 30 克，白人参 20 克（另炖），沙参、乌梅各 30 克，甘草梢 6 克。3 剂后其病遂愈，追访 7 年未发。

[病案 5] 李老治慢性肾炎尿毒症案

杨某，男，61 岁。1995 年去大同看望儿子，旅途感寒，到大同后次晨突然浮肿尿少，寒热如疟而入某医院，被诊为慢性肾炎急性感染，住院 50 日，病情恶化，由儿子送回家乡，准备后事，其女邀李老前往诊视，以尽人事。

9 月 17 日初诊：某医院出院诊断为慢性肾炎尿毒症、尿蛋白（++）。二氧化氮结合率 113mmol/L，尿素氮 17.85mmol/L，建议患者去省里行透析疗法。李老诊见患者葫芦脸形，头痛、呕吐、厌食，大便色黑，小便如浓茶，量少。全身肿胀，腰痛如折，口臭，有烂苹果味。舌苔黑腻，脉沉细涩。证属肾炎久延，邪实正虚。水湿浊秽入血化毒，三焦逆乱，胃气败坏，肾阳衰微。李老拟温阳益肾、荡涤蕴浊为治，疏方如下：

附子 30 克，大黄 15 克，细辛 10 克，红参（另炖）、五灵脂各 15 克，生半夏、茯苓各 30 克，猪苓、泽泻、焦三仙各 15 克，炙甘草 10 克，肾四味各 15 克，芒硝 15 克（分冲），鲜生姜 30 克，姜汁 10 毫升（兑入），大枣 10 枚，3 剂。

9月21日二诊：患者按上方服后呕止，食纳增，小便渐多，色转淡。李老将原方去生半夏，鲜生姜减为10片，加生黄芪45克，令续服3剂。

9月25日三诊：患者女儿来告知李老，患者黑便变为黄软便，尿多色清，下肢肿胀已退其半，食纳大增。然而，由于农村条件有限，无法化验，药既中病，邪去正安有望。李老又将原方大黄、芒硝减为10克，生黄芪加至60克，再服10剂。

10月7日四诊：患者坐车进城，肿全消，食纳逾常。到城关医院化验血、尿均无异常发现。然患者邪退正虚，气短懒言，腰仍微困。李老予培元固本散（全河车1具，黄毛茸50克，三七100克一料善后，高丽参、琥珀各50克，制粉，每次3克，2次/日，热黄酒送下）一料善后，后追访5年，一切如常。

[病案6] 李老治尿毒症濒危案

患者，男，29岁。1987年秋患尿毒症，住市中心医院接受透析疗法已2个月，病情恶化，专程到灵石邀李老诊视。见患者面色灰暗，呕吐涎沫不止，口臭，有烂苹果味，牙龈出血，大便黑糊状，小便如浓茶，腹胀，四肢厥冷，神昏嗜睡。脉弦细而劲，苔黑润。昨日化验，尿常规：蛋白（+++），白细胞5~10，红细胞满视野。血常规：尿素氮21.42mmol/L，二氧化氮结合率129mmol/L。

李老分析此乃肾炎久延，聚水成毒，深入血分，浊邪弥漫三焦，胃气败坏，肾阳垂绝之关格大症。唯勉拟温阳益肾，荡涤湿浊，醒脾救肾之方如下：

附子 100 克，肾四味各 20 克，红参 20 克（另炖），五灵脂 10 克，酒大黄 30 克，细辛 15 克，芒硝 20 克（分冲），油桂 10 克，焦三仙各 15 克，茯苓 30 克，生半夏 30 克，猪苓、泽泻、吴茱萸各 15 克，炙甘草 10 克，麝香 1 克（冲），鲜生姜 30 克，姜汁 10 毫升（兑入），大枣 12 枚。

加冷水 1500 毫升，文火煮取 400 毫升，兑入参汁、姜汁，冲化芒硝，3 次分服，3 小时 1 次，每次另服麝香 0.3 克，1 剂。

当晚，李老亲自留住办事处，以观机变。次晨，患者弟弟面有喜色，李老与之同赴医院。见患者已坐于床上，语声清朗，告知李老昨日服药后，共泻下秽臭便 3 次，顿觉头脑清醒，全身舒适，呕吐已止。半夜觉饿，喝牛奶 1 杯，吃蛋糕 1 块、挂面汤 1 碗。药既中病，李老嘱其再服 3 剂，后返县。事隔半月，患者之弟再次邀诊李老，说病人已陷入昏睡状态，不知还有救否？李老询其致变之由，其弟言：药房拒绝配药，便找一位老大夫抄处方，其大吃一惊，说如此重病，岂敢再泻？于是，另拟一方，患者服下 3 日后病情急转直下，已发病危通知。李老唯叹为时晚矣，遂婉辞。

尿毒症的症结在毒入血分，邪实正虚。以加味大黄附子汤温阳泻浊，邪去则正安，乃唯一救治良法。李老感慨：泻法既已得效，何以不问青红皂白改投补法？药贵对症，邪毒嚣张，大黄即是仙丹，人参反为鸩毒。可叹！

李老应用上法救治尿毒症，然他老人家谦虚地表示，如此不过是一个思路，一种苗头，不足为法，唯望我辈广大中青年中医再在广泛的临床治病过程中去探索实践。

[病案7] 李老治肝硬化腹水案1

郭某，40岁前患急性无黄疸型肝炎，医者套用黄疸型肝炎之茵陈蒿汤数十剂，收效甚微，转氨酶居高不下，又加贯众、板蓝根、金银花、连翘服60余剂，经治4个月，渐渐食少、腹胀、便稀、倦怠思睡，经县医院内科复查，又发现乙肝，遂定为"慢性迁延性甲、乙混合型肝炎，肝硬化腹水"。听人胡诌"风劳气臌膈，阎王座上客"，心灰意冷，整日蒙头大睡，家人邀李老诊治。询知患者一生嗜酒，面色黧，肝区刺痛不移，肝在肋下2横指，质硬，拒按。不渴，尿少，色如浓茶，腰困膝软，食入胀增，瑟缩畏寒。舌淡胖，左边有瘀斑，脉弦迟，60次/分，证属饮酒伤脾，湿热聚于中焦；过用苦寒攻下，热去湿恋，变为寒湿。湿困脾阳，水蓄于中，延久损及肾，肾阳一衰，蒸化无权，气化不行，气滞血瘀而成有形癥积的单腹胀大症。拟温氏奔豚汤加味，益火之源，化湿醒脾，行气化瘀，重建三焦气化为治：

附子15克，肉桂10克，沉香3克（磨汁兑入），砂仁3克，生山药30克，茯苓30克，泽泻、川牛膝、红参（另炖）、五灵脂、公丁香、郁金、桃仁、红花、藿香、佩兰、炙甘草各10克，炒麦芽60克，柴胡10克，鲜生姜5片，大枣6枚。

煎取浓汁300毫升，日分3次服。服至食纳大增时，加肾四味各10克，胡桃4枚，鼓舞肾气。煎取浓汁600毫升，

日分 3 次服，10 剂，

上方服至 5 剂后，小便日渐增多，色转淡，腹胀大松，时时觉饿。10 剂服完肝疼轻微，肝回缩至肋下 1 横指，腰困畏寒除，病退大半，原方再服 10 剂。

上药服完，诸症悉除，肝肿在肋下稍能触及，日进食斤半多。精神健旺，恢复工作。嘱终身戒酒，慎饮食，节房室，散剂培元固本，缓图根治：

三七 100 克，藏红花 30 克，琥珀、高丽参、五灵脂、茸尖、炮甲珠、土鳖虫、鸡内金、葛花、焦建曲各 50 克，全河车 1 具。制粉装胶囊，每服 6 粒，2 次／日。

上药服 1 料，复查肝功能正常，腹水尽消，追访至 66 岁，健康无病。

[病案 8] 李老治肝硬化腹水案 2

张某，男，23 岁，西安交大学生。1989 年患隐匿型乙肝，发现时已成肝硬化腹水。肝在肋下 2 横指，质硬，脾在肋下 2 横指。食少腹胀，右肋下刺痛不移，烦躁易怒，目珠微突。面色黧黑，眼圈黑，唇黯，舌两侧瘀斑成条。暑假回太原，邀余诊治。脉弦而涩，夜多噩梦，畏服汤剂。师化癥回生丹、大黄䗪虫丸意，予益气培元，化瘀消癥：

鳖甲胶、三七各 100 克，琥珀、红参、块灵脂、土鳖虫、生水蛇、炮甲珠、醋柴胡、茯苓、当归、芍药、鸡内金、上沉香、桃仁、藏红花、全蝎、蜈蚣各 30 克，全河车 1 具，夏枯草 500 克。熬膏合炼蜜为丸 10 克重，每服 1 丸，3 次／日。

上药服月余，自觉症状消失，去某医院复查，乙肝 5 项

（-），肝脾（-）。追访至患者大学毕业，参加工作，除目珠仍微突，余无异常发现。

[病案9] 李老治肝硬化腹水案3

陈某，女，60岁，1980年4月，患肝硬化7年，重度腹水，肚大如瓮，青筋外露，畏寒不渴，下肢烂肿，胸背四肢布满蜘蛛痣，面黧黑，肌肤甲错，便燥如羊粪球，三五日一行。左天枢压痛甚著，脉沉弦，舌淡齿痕，舌尖，舌左边瘀斑成片。予真武汤加红参、五灵脂、麻黄各10克，大黄䗪虫丸2丸（包煎），温通之。一服得汗，小便日夜2000毫升以上，下淤泥样黑便，日二行，稍见气怯。原方去麻黄，又服10剂，腹水消尽。予培元固本散加土鳖虫、生水蛭、清全蝎、大蜈蚣100克，服完痊愈。追访至患者80高龄，甚健壮。

李老用此法经治重症肝硬化，有案可查者17例，均愈。

附：何育豪医生治胡桃夹综合征案（陈长青老师指导）

洪某，女，67岁。于2022年6月份体检发现尿常规提示尿隐血（+），尿蛋白（+++），肌酐未见明显异常，完善肾脏血管彩超、肾脏及其肾上腺彩超等检查后确诊为胡桃夹综合征。2022年9月21日查24小时尿蛋白总量652.16毫克，24小时微量尿蛋白512.16毫克。身高155厘米，体重40⁺千克。胃纳可，未见反酸、烧心，入睡困难，早醒，夜尿1~2次。大便呈羊粪状，每日1次。舌淡暗红，苔白厚腻，舌中有人字形深裂纹，舌印（-），腮印（-）。予补中益气汤合桃核承气汤为底方。予处方如下：

黄芪90克，白术15克，蒸陈皮10克，党参15克，柴胡10克，广升麻20克，炒甘草15克，当归头15克，桃仁15克（打碎），酒大黄20克，赤芍45克，桂枝30克，玉米须60克，萆薢15克，萹蓄10克，茯苓45克，防己15克，茵陈15克，川木通10克，熟附子15克，猪苓15克。

上方服药2周后，复查24小时尿蛋白总量238.14毫克，24小时微量尿蛋白167.67毫克。改方以补中益气汤＋补络补管汤加减治疗。

副炮台芪45克，苍术15克，蒸陈皮5克，生晒参片15克，北柴胡5克，广升麻10克，炒甘草5克，当归尾10克，酒大黄10克，甜叶菊2克，地龙10克，川牛膝10克，炒五灵脂15克（包煎），蚕沙15克，琥珀6克（研末冲服），大蓟30克。

服药28剂，已逾两月，2023年7月25号复查：24小时尿蛋白总量206.4毫克，24小时尿微量蛋白204.68毫克。后数月未有明显进展，考虑患者停药则口苦，舌苔一直厚腻，期间一直用化浊之药，未见明显减退，考虑"清阳不升，浊阴不降"，但患者又有口干，舌苔虽厚，但质干，遂加玄参增液行舟，亦增泡吴茱萸化上焦浊气。

副炮台芪30克，苍术15克，蒸陈皮15克，生晒参片10克，北柴胡5克，广升麻20克，炒甘草5克，当归尾10克，酒大黄10克，甜叶菊2克，生怀牛膝10克，炒五灵脂30克（包煎），蚕沙30克，琥珀6克（研末冲服），茯苓

20 克，猪苓 10 克，玄参 30 克，泡吴茱萸 10 克。

　　服药 7 剂后于 2023 年 12 月 30 日复诊：患者 24 小时尿蛋白总量 143 毫克（已在正常值范围内），24 小时尿微量蛋白 128.52 毫克（较前有明显下降）。

引火归原法

一、引火归原的概念与傅山引火汤

引火归原，顾名思义，即治疗因患者阳气脱离了原本应处的位置而致疾病的方法，此病机为"火不归原"。

治疗火不归原证的主方正是引火汤。引火汤首先由傅青主（傅山）发明。其方组为：

熟地黄 90 克，盐巴戟肉、天冬、麦冬各 30 克，茯苓 15 克，五味子 6 克。大补肾水，滋养肺阴，温补肾阳，利水下行，从而实现壮水、敛火、导龙归海的作用。

在实际临床应用中，由于火不归原所引起的三叉神经痛必夹雷火，因巅顶之上唯厥阴可到。肝火暴虐，在大滋真阴、引火归原之中，必佐柔肝宁络之品。全方组成如下：

熟地黄 90 克，盐巴戟肉、天麦冬各 30 克，茯苓 15 克，五味子 6 克，白芍 100 克，炙甘草 30 克，细辛 15 克，全蝎 12 只，蜈蚣 3 条（研末冲服）。

脾胃虚弱者，易致滑泄，加姜炭 10 克、砂仁 10 克（与熟地黄拌捣）。

龙雷之火上奔无制者，加油桂粉 1.5 克（刮去粗皮研粉，蒸烂小米为丸，药前先吞），引无根之火降而归肾，见效尤速。

火不归原证根本之问题为肾水大亏，肾阴不足，水不能抱火。表现为火太猛、太多。具体表现如面赤如醉、口舌生疮、牙龈肿痛、咽喉肿痛、面红如妆等，表现出一派火象，下面列举数例验案加以论述。

【典型案例】

[**病案 1**] 李老治卒中前兆案

赵某，女，65 岁，1984 年 1 月 22 日初诊。10 年前经李老所在医院内科诊为原发性高血压（低压偏高，持续在 100～110mmHg）、脑动脉硬化。长期服用降压药及清脑泻火中成药。入冬以来，眩晕加重，手指麻木，膝软，足下如踏棉絮。曾多次跌仆，以致不敢下炕走动，舌短语涩。近来口舌生疮，口渴，饮多尿多，舌体热如火燎，双膝独冷如冰。脉弦劲搏大，舌红无苔而干。

脉证合参属阴虚阳浮，龙火上燔。李老认为法宜大滋真阴，引火归原：

熟地黄 90 克，盐巴戟肉、二冬各 30 克，茯苓 15 克，五味子 6 克，油桂 1.5 克（冲），3 剂。

1 月 26 日二诊：患者诸症皆愈，已扔掉拐杖，健步如常。

3 月 8 日晚，患者步行去李老家中拜访，面色清朗，谈笑自如，唯觉耳鸣如蝉声。仍是肾水亏于下，初春阳升，龙火不能潜藏。李老遂拟引火汤合耳聋左慈丸，加菖蒲助患者启窍：

引火汤加柴胡 6 克，活滋石、生龙牡各 30 克，菖蒲 10 克。

上方服 3 剂，患者耳鸣亦愈，已无不适。

李老认为火不归原也是卒中的一种类型。然与他型治法大异。当中医的"证"与现代医学的"病"发生冲突时，要毫不犹豫地舍"病"从"证"，一切局部的病变，皆由整体失调所派生，中医学的"证"，正是人体阴阳气血，五脏生克，气机升降－整体失调在患病阶段的特殊矛盾的集中体现。其中，证更包含了"个体特异性"，即同样的病在不同的病人身上有特异的表现，更是辨证的关键。

故治"证"即是调节整体，整体康复，则局部的病变常可奇迹般地不治自愈。

[病案 2] 李老治血管神经性头痛案

李某，女，38 岁，住院病人。患者因剧烈右偏头痛 7 日，于 1984 年 3 月 24 日入院。经某院神经内科诊为血管神经性头痛，经用安络痛、当归注射液穴位封闭不能控制，特邀李老会诊。

患者面赤如醉，自觉近 1 个月以来，每到太阳出山便觉有热流上攻头面，烘热难忍。至 3 月 19 日拂晓，突觉热流攻冲不止，右下颌角突然如电击、火灼，阵阵剧痛，3~5 分钟发作 1 次。

患者每次发病，皆从上颌角颊车穴下方呈弧形向后经风池穴窜至右太阳、下关，复入颊车穴。如此反复发作 10 余次，戛然而止，移时又发作如前。每日 5：00 痛起，日中痛剧，下午 5：00 渐松，太阳落山即痛止，入夜则如常人。每日如此，循环不已，已 17 日。便燥口干，双膝独冷，夜难成寐。脉洪大而虚，舌光红无苔。

李老当即脉证合参，认为患者属肾阴亏损，阴不抱阳，水浅不养龙，故龙雷之火上奔无制。正所谓阴虚之患，寅末日将出（阳升）而病，日中阳气大盛，故病重。日落阳气衰，得天时之助而暂愈。入夜阴气渐充，故如常人。

因此，治法宜大剂滋水，导龙归海，引火归原，佐入酸甘柔肝缓急：

引火汤（熟地黄 90 克，盐巴戟肉、天麦冬各 30 克，茯苓 15 克，五味子 6 克），白芍 100 克，炙甘草 30 克，酸枣仁 30 克，葛根 60 克。

4月6日二诊：患者药进 3 剂，服药后当天热流攻冲之势大缓，次日烘热止而痛亦止。偶于下午 2:00—3:00 时有短暂发作，一闪即过。脉敛，面色转淡，舌上生出薄白苔，带原方 3 剂出院。后追访 3 年未复发。

[病案 3] 李老治三叉神经痛痼疾案

裴某之妻，55 岁，1984 年 3 月 26 日初诊。患"原发性三叉神经痛"8 年，迭用乙醇封闭、针灸，服中药百剂皆无效。

近年来发作频繁，若外受风寒，大喜大怒，过度劳累，高声讲话，咀嚼食物，洗脸刷牙、打呵欠皆能触发。8 年前，患者仅下颌支患病，两年后累及上颌支，1983 年冬眼支亦病。患者以为龋齿作痛，牙已拔光，病势却日渐严重，以致不敢进食咀嚼，以流质食物维持不饿，致消瘦脱形，弱不禁风。

患者此次发病已 3 日，病前无故右眼赤如鸠目，泪如泉涌，日夜不止，右耳鸣如潮声。因大声呼唤幼子起床，冷风拂面，突觉畏寒。同时觉有热气从右脚心沿腿内侧上攻头面，迅如闪电。旋即整个右头部如蛇咬蝎蜇，火灼电击，剧痛嚎哭，惊扰四邻。发作1次约5分钟，频发30余次，已历3小时之久。头晕脚软，足膝冰冷，口干便燥，3~4日一行。

李老诊患者脉洪大无伦，舌干红无苔。

患者年逾五旬，肾气已衰，肾阴下夺，阴不敛阳。时值春令，阳气升发。脚底为肾经循行始发部位，龙雷之火不能下安宅窟，循经上攻，上奔冲击无制。

李老遂拟傅山引火汤合芍药甘草汤大剂，滋阴敛阳，引火归原，柔肝缓急，以制雷火，3剂。

引火汤（熟地黄90克，盐巴戟肉、天麦冬各30克，茯苓15克，五味子6克），白芍100克，炙甘草30克，酸枣仁30克，葛根60克。

3月29日二诊：服药后，患者脚底上冲之气已敛，发病次数逐日减少。每有发作，一闪即过，已可耐受。洪象已敛，目赤、耳鸣均愈。

李老考虑患者多年痼疾，久痛入络，佐以虫类药搜剔，更加细辛引入少阴而驱伏寒，兼寓"火郁发之"之意。

原方加细辛15克、全蝎12只、蜈蚣2条研末冲服。

4月4日三诊：患者按上方服5剂，发作停止，已4日未发。全家人大喜过望，患者丈夫对李老戏云：真如死囚遇大赦，不用提有多高兴了。

李老嘱按原方再服3剂巩固。后追访10年，未复发。

李老在此讲述到，本病为临床常见疑难病之一。各家多从风、寒、痰、火、瘀论治，或可见效于一时，后必复发。盖本病正虚为本，病机在肾，当从肾论治。《素问·五脏生成篇》："头痛巅疾，下虚上实，过在足少阴、巨阳，甚则入肾。"

纵观李老历年病例，此类患者约在百人之数，悉属肾阴下亏，龙雷之火上燔，无一例外。病程愈久，病机愈显。

滋阴学派在中医史上建有丰功伟绩，但丹溪翁为纠时弊，矫枉过正，混淆五脏之火与六淫外邪之火的区别，竟把肝肾虚火视为"元气之贼"，而用苦寒攻伐，所创"阳常有余"说，更违《黄帝内经》之本义。以丹溪法治虚劳，百难救一，贻害尤烈。

[病案4] 李老治鼻衄奇症案

邢某，女，51 岁。1971 年 1 月 8 日，从凌晨 4∶00起鼻腔大出血，至晚 8∶00 不止，出血已有 5 中碗，约3000 毫升，仍滴沥不断，头晕不能起床，心悸而喘。其面色不仅毫无苍白之色，反红赤如醉酒状，脉大无伦，按之空软，实即"芤"脉之如按葱管。李老遇血证无数，"芤"脉却是首次亲见。

患者双膝独冷，不渴，舌红无苔。血压正常。患者从42 岁起发病，一年数发，已历 9 年。此由阴虚不能抱阳，肾中真火离位上奔所致，遂予大剂引火汤：

熟地黄 90 克，盐巴戟肉、天麦冬各 30 克，茯苓 15 克，五味子 6 克，山萸肉、阿胶（化入）各 30 克，本人头发制炭

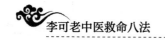

3 克（冲服），怀牛膝 30 克，油桂 3 克（米丸先吞）。

患者上方服 1 剂出血立止，又连服 2 剂，痊愈。

1984 年 1 月 18 日，即 13 年之后，患者又突发大衄盈碗。自行按 1971 年旧方连服 3 剂，又愈。

[病案 5] 李老治鼻衄案

张某，男，1983 年 12 月 23 日因鼻大出血急诊入院，五官科邀李老会诊。

患者有多次大出血史：39 岁时，因与人吵架，当晚 9：00 鼻出血如喷射状，急诊入院无法控制，急转太谷，此段时间出血约 4 痰盂。从灵石至太谷出血约 7 大茶缸，从灵石某医院坐车去车站，一路血从车上流淌，如杀猪状。患者上车休克，到晋中某医院后，送至太平间 3 小时左右经电烙止血而愈。41 岁时，又因夫妻争吵，再次大出血，径直去太谷电烙止血。48 岁时又因儿媳分居，一时气上，突然出血约 2 脸盆。经灵石某医院五官科行鼻腔骨膜下蒸馏水注入而止血。此次又因事不遂心，郁怒不快，突然出血 1 痰盂。急诊入院后诊为"高血压引起右鼻腔动脉破裂出血"。继用前法止血。大衄渐止，淋漓不断又 10 日，至今尚未能控制。

李老诊时见，患者肥胖体形，一生从事厨师工作，面赤如醉，目赤气粗，血压 150/100mmHg。头晕面痛，足膝软弱，脚下如踏棉絮，腰困痛如欲断裂，夜不能寐。全身常觉烘烘冒火，但凡动气，心中立即发热如焚。待热气上攻入脑，鼻出血便如水枪喷射，堵鼻则从口出，闭口则从鼻出。凡见面赤如醉，便是出血先兆。右脉弦大无伦，寸部特大，直上鱼际，左三部沉细，尺部不静。扪其双膝，独冷如冰，舌干红无苔。患者一生从事厨师工作，经年累月，热气熏蒸。且阳火偏亢，极易动怒，五志过极化火，迫血妄行，便是屡屡出血之原因。如今患者年过五旬，肾阴已亏于下，水浅则龙雷之火不安宅窟，时时上奔冲激。拟壮水之主，以制阳光，潜镇气浮，引火归原。故以引火汤合黄连阿胶鸡子黄汤加赭石、怀牛膝、生龙牡，佐小量油桂、童便送下，引入至阴之处：

熟地 90 克，盐巴戟肉、二冬各 30 克，茯苓 15 克，五味子 6 克，黄连 10 克，阿胶 30 克（化入），赭石细末、怀牛膝、生龙牡粉各 30 克，油桂 1.5 克（冲），蛋黄 1 枚（冲），童便 1 杯兑入，3 剂。

12 月 26 日，患者药进 3 剂，鼻衄全止，血压复常。右脉已敛，左脉略起。舌质仍红。李老予原方 3 剂，痊愈出院。1984 年 2 月 26 日，患者来五官科复查，血压正常，腰困大减。全身烘热 10 余年，自服中药后，今年基本不热，眠食俱佳，脚跟已稳，头重脚轻之势改观。六脉弦大搏指之象转为和缓从容，舌淡红，有薄白苔。李老嘱患者按 1983 年方再进 30 剂，以使阴平阳秘，怡悦情怀，善自调摄。之后，凡同镇有人来李老处求医，患者必令人捎口信，多年不辍，一直健康平顺。

二、火不归原证的机理

李老论述火不归原证之机理：本证分寒、热二型，寒为本，热为标，寒证积聚日久，变生热证。

盖肾为先天之本，内寄命门真火，为水火之脏。肾中水火，共处一宅。《道德经》中讲："万物负阴而抱阳，冲气以为和。"水火相抱，阴平阳秘。水足则火藏于下，温煦脏腑，统领一身之气化，是为健康无病。

若因外感内伤，致水亏于下，则火失其制，古人喻为水浅不养龙，于是离位上奔；或肾水寒极，逼真火浮游于上，致成火不归原之证。且肝肾同源，肾水既亏，肝失滋荣，肝中所寄之雷火，势必随肾中龙火上燔，而成燎原之势，而见种种上热见证，如头痛、头晕，牙痛、齿浮，鼻衄、齿衄，目赤如鸠，面赤如醉、心悸暴喘、耳鸣如潮、口舌生疮、咽痛如火灼等。

以上，为如何判断火不归原及其会出现的诸多症状。

从中医病机角度出发，李可老中医对火不归原证作出进一步的解释："肝为生命的萌芽，属六气中的厥阴风木之气，善动而疏泄。又名相火、雷火（元阳为龙火）。《黄帝内经》定位'君火以明，相火以位'。相火之位在下，在水之中，即为坎中一点真阳。"

当下焦水寒，逼阳上浮、外越之际，龙未动，雷先动，故亡阳证最早出现寒热往来，虚汗淋漓，目睛上窜，喘不能续，势危欲脱。这即是肝风动，元气将脱之兆。

火不归原证的病机既明，治法当用"甚者从之"之法，切勿认为"相火为元气之贼"需泄之，泄之则反。水亏者，以引火汤壮水敛火，导龙归海；水寒者，以引火汤加油桂

1.5 克，饭丸先吞，温脏敛阳，引火归原。水寒甚者，则属于"寒奔豚"，要用温氏奔豚汤。

若误以实火正治，苦寒直折，釜底抽薪诸法，非但不能愈疾，反致变生不测。西晋王叔和注解《黄帝内经》，对龙雷之火的病机、治则有详尽阐发，宜精读。中医学著名的调燮阴阳大法：益火之原，以消阴翳；壮水之主，以制阳光，以及五行生克制化、"亢害承制"诸论，皆源出于此。

三、火不归原证的诊断要点

龙雷之火为脏腑内生虚火，与六淫外邪实火大不相同，有以下 5 点，可资鉴别：

1.双膝独冷，上下温度如常，独膝盖部冷如冰。

2.来势暴急跋扈，如迅雷闪电，顷刻生变，外感多渐变，火不归原多突变。

3.随阴阳盛衰之年节律、日节律演变，天人相应现象最著，如冬至阳生则病，春令阳升转重，夏至阴生渐缓，日出病作，日中病甚，日落病缓，入夜自愈。

4.热势烘烘，或由脚底，或由脐下，上攻头面，外感无此病象，若出现此象，按火不归原论治，误用苦寒直折则危。

5.不渴尿多，或渴喜热饮。

以上即为火不归原证治之大略。

附1：陈长青治三叉神经痛案

患者，女，44 岁，2016 年 9 月 10 日初诊。自觉面部皮肤疼痛一年余，同时伴有左侧牙痛半年。一年前某日，患者洗脸时觉察脸上皮肤稍有刺痛感，后逐渐开始出现左侧牙痛，刷牙、吃饭均会牵动作痛。于医院检查诊断为三叉神经痛，服治疗神经痛常用药卡马西平。同时还服用了泼尼松、马来酸氯苯那敏、土霉素、氯霉素等西药。然服药后，患者不但疼痛未得到缓解，反而脸肿，手抖更剧，声音发颤，食欲不振。问诊中笔者得知患者手抖乃家族性遗传。痛发时，患者左边牙齿到面颊痛如火灼，每次持续几分钟，每天发作数次至数十次，无甚规律，遇凉作痛，遇热亦痛。患者将头裹住，自觉发汗则痛感减轻。自述怕冷又怕热，大便正常，入睡困难，月经正常。舌质淡紫，苔根厚腻微黄，舌络紫暗。脉左关弦滑，尺脉沉细，右脉寸关弦滑，尺脉沉细。

考虑患者火不归原，予引火汤，加芍药甘草汤、止痉散，同时加生三石（生龙骨、生牡蛎、活磁石）敛降阳气，另加南星、骨碎补治牙痛。此处须知，患者患三叉神经痛也会表现出牙痛，故易被误诊为牙痛。上方药粉冲服，4 剂，同时服根据李老偏正头风散所制的偏正制头风胶囊。

二诊：患者疼痛发作次数减少，程度减轻。但若食甜、热食物，洗脸、刷牙仍易诱发。此段时间常感脖子僵痛，跑步时小便不能自控，冬天手脚冰冷，少汗，睡眠差。此时，止痛药卡马西平已停药 4 天。原方不变，同时加半夏秫米汤改善睡眠。外用汉古自制引火归原贴于涌泉穴上。

三诊：患者疼痛明显缓解，仅刷牙之时牙齿稍痛，按方续服 15 剂。

前后共经 6 诊，病情逐渐好转。后回访，患者告知疼痛偶尔发作，但时间短、程度轻，多因刷牙、洗脸或咀嚼才会诱发。

附2：陈长青治日光性皮炎案

患者，女，13岁，因两颊红斑持续7个多月未消来诊。病起前一年夏，每至下午，患者两颊上泛潮红，吹凉风可退。然至第二年7月，潮红仍现，难消，范围约5cm×6cm，边界清晰。患者自觉红处发热、发烫，用冰袋敷后方觉舒服，此时已不能自主消退。入皮肤病医院检查，排除红斑狼疮，服用凉血祛风解毒之药几十剂，无明显效果。皮肤病医院怀疑为接触性皮炎，采取激素治疗，红肿果然很快消退，但停激素后，患者在体育课上晒了太阳，脸部红斑便再次爆发。问诊得知患者平素脚冷，月经淋漓不尽，时有小腿抽搐，久行气促，平素情绪暴躁，多噩梦，怕热，口干喜热饮，大便干燥，食欲不振。笔者令其闭眼伸手，手微抖。舌尖红，满布红点，苔薄白，舌根白腻苔，舌络细长，脉滑数。

患者虽无上文李老案例中患者的光红无苔舌质，但基本症状如手脚冷、红斑爆发、口渴这些阳气不能潜藏的症状却是非常典型的。所以，患者火不归原并非全部都有明确的舌质光红无苔之表现，需综合分析之。

患者两颊红斑如胭脂红妆一般，似戏剧脸谱，彭子益阳气的圆运动学说中提道："阳气要潜藏而不露。一处阳气可见，一处就是病。"故此患者症状便属于阳气外露，不能潜藏的典型表现。

此时绝不能完全照搬引火汤大滋肾水，因该患者肾水亏虚之表现并不明显，阳气外露之表现尤甚。故用方：潜阳封髓丹，黄柏、姜汁砂仁配炙甘草即封髓丹，龟甲、熟附片、炙甘草即潜阳丹。凉血清热、化湿解毒，开通中焦，以敛降肺气、阳气。同时合上阿胶、黄连，仿黄连阿胶鸡子黄汤之意，调理月经，共6剂。每次兑入童便30毫升，引阳入阴。凉服，防止刺激浮越于上的阳气，致症状加重。

服药时间为中午11：00、下午5：00、晚上11：00。中午为阳气最盛之时，午时是阳气由阳转阴的转折点，此时服药，可加强阳气的下降、阴气的承接。下午5：00是傍晚时分，阳气已经开始下降，此时服药加速阳气下降。晚上11：00，子时亦是阴阳交接之时，通过服药可使阳气降得更深、更沉。

服药后，患者症状逐渐减轻，后不再复发，恢复正常白里透红之气色。

四、寒奔豚与温氏奔豚汤

1. 寒奔豚

笔者认为，火不归原证其实也属奔豚证，可称为"热奔豚"，为阴不敛阳，水浅不能养龙，导致阳气上奔。此外，由于肾水太寒，逼迫阳气（即肾中的一点元阳）上浮，临床中更为多见，即"寒奔豚"。寒奔豚，则需用到温氏奔豚汤。

八脉病有两大特点：一是久治不愈的"频发痼疾"，二是"定时发作"类的病症。清代叶天士《临证指南医案》对治疗八脉病变有独特的成功经验。经方桂枝加桂汤是治疗奔豚症——冲脉病变的特效方。温碧泉老师所创的"奔豚汤"则是通治八脉病变的特效方剂。

2. 温氏奔豚汤组成、主治

本方由附子、肉桂、红参、沉香、砂仁、山药、茯苓、泽泻、牛膝、炙甘草组成，是温碧泉老师的经验方，与《金匮要略》中"奔豚汤"名同方异。

本方由人参四逆汤去干姜，桂附理中汤去白术，桂附八味丸去熟地黄、牡丹皮、山萸肉，加沉香、砂仁、牛膝而成，是一首纯阳益火、救困扶危的妙方。温热灵动，彻上彻下，通行十二经表里内外。功能温养先天命门真火，救元阳之衰亡，固元气之厥脱。补火生土，化湿醒脾，补土制水，而消水肿。纳气平喘，安养冲脉；引火归原，制伏奔豚。消五脏寒积，逐六腑冷凝，除骨脉寒痹，破沉寒痼冷，散寒行气治诸痛。于大队辛热燥药之中重用一味性润之山药，健脾和胃益肺，补肾强精益阴之品为佐，滋阴配阳，共奏益火之原、以消阴翳之效。

原方无剂量，李老结合多年临床运用之经验，提出：

君药附子，轻症温养 10 克，大病阳衰 15～30 克，危重急症，斩关夺门，破阴救阳 100～200 克；山药 30 克；红参平剂 10 克，急救暴脱 30 克，加山萸肉 90～120 克；炙甘草平剂为附子的两倍，当附子破格重用时，保持 60 克；肉桂平剂 10 克，火不归原用小量（3 克去粗皮研粉，小米蒸烂为丸，药前先吞）；沉香、砂仁用小量 3～5 克，余药随症酌定。

煎服法：小剂，加冷水 1500 毫升，文火煮取 600 毫升，3 次分服。大剂，加冷水 2500 毫升，文火煮取 750 毫升，日 3 夜 1 服。上有假热，热药冷服，偷渡上焦。

原方主治：肝、脾、肾三阴寒证；奔豚气；寒霍乱，脘腹绞痛；气上冲逆，上吐下泻，四肢厥逆，甚则痛厥；寒疝；水肿鼓胀等症。

3. 本方运用要点。

以"厥气上攻"为主症，即方名"奔豚"之取意。"奔豚"为一种发作性疾病，属冲脉病变。冲为血海，其脉起于小腹，循腹上行，会于咽喉。隶属肝肾，又隶属阳明。若肾阳虚衰，肝寒凝滞，寒饮内停，冲脉即不安于位，夹饮邪上逆奔冲，便成本证。当发作时，患者自觉一股冷气从少腹直冲胸咽，使其喘呼闷塞，危困欲死而痛苦万分。其证时发时止，发则欲死，止则冲气渐平，平复如常。与《金匮要略》中所描述的一致。

方中肉桂、沉香直入肝肾，破沉寒痼冷，温中降逆，为治奔豚之专药，故投治辄效。

【典型案例】

[病案 1] 李老治风心病垂危案

郝某，50 岁，1978 年 6 月初诊。其乳母之女李某邀诊李老。

患者患风心病 12 年，近两年出现全身肿胀，腹大如鼓，脐凸胸平，下肢烂肿如泥。某院诊为"风心病心衰，心功能Ⅲ级，心房纤颤"。心悸气喘，畏寒特甚，盛夏犹穿棉袄。已卧床 3 月余。端坐呼吸，面色青惨，唇指青紫。口鼻气冷，冷汗淋漓，四肢厥冷。六脉似有似无，或如雀啄，至数模糊。唯下三部之太溪脉尚微弱可辨。舌紫胖水滑，齿痕多。腹诊得：脐下筑动应衣。患者时觉有冷气从关元穴处由腹正中线向上攻冲奔迫，冲至咽喉，入即昏厥。

其家属已备棺木、寿衣。患者神志昏蒙，似睡非睡，少阴亡阳诸症悉见，唯太溪根脉尚微弱可辨，是为一线生机。李老遂勉拟一方，破阴救阳固脱，得效请服 10 剂。

附子 100 克，生山药 60 克，油桂 3 克（冲），沉香 3 克（磨汁兑入），砂仁 5 克，茯苓、泽泻各 30 克，红参 20 克（另兑汁），煅紫石英、生龙牡、肾四味各 30 克，山萸肉 90 克，炙甘草 60 克，怀牛膝 10 克，鲜生姜 10 片，大枣 10 枚，核桃 4 枚（打）。

加冷水 2500 毫升，文火煮取 750 毫升，日 3 夜 1 服。

患者服药 3 剂后，奔豚气未发，10 余年之心悸亦止，请西医听诊，纤颤消失。服至 7 剂时小便增多，日夜可达 2000 毫升。食纳增，喘定，可平卧。全身落屑如脱一层壳，可到户外散步。

患者服完 10 剂，水肿全消，精神健旺，秋收大忙时节，已可给生产队照场。

[病案 2] 李老治肺心病奇症案

赵某，64 岁，1985 年 1 月 18 日初诊。患者从 1972 年便患有慢性支气管炎，1977 年发展为慢性阻塞性肺气肿，1982 年冬进一步恶化，内科诊为肺心病代偿期，已达 3 年。

　　患者冬至节当日因感冒突然发病。其症，每日寅时先觉脐下筑筑跃动，随即有冷气频频从关元穴处上攻至剑突部，即全身抖动，心悸，恐惧，自汗，暴喘。约 1 小时许渐止。每日如此，反复发作已 20 多天。患者面色灰暗，如有薄薄一层雾气笼罩，殊为罕见，李老认为恐非吉兆。患者唇指青紫，颈脉动甚，咳喘频频，痰声如拽锯，痰稀而味咸。腰困如折，畏寒，入冬以来足不出户。食纳尚可，便干结，三五日一行，小便余沥不尽。四末冷，双膝尤冷。舌胖润紫暗，脉弦迟，60 次 / 分，腹诊：脐下跃动逼指，其势直达下脘。

　　脉证合参，医院内科诊为肺心病急性感染，血常规：白细胞计数 1.95×10^9/L，中性粒细胞 90%。似属外感，然李老细揣证情，认为此绝非外感小恙可比。

　　考咳喘一症，初病在肺，久必及肾。患者年高，肾气本衰。加之久病耗伤，重伤肾气。肾在变动为"栗"，今病而颤抖，正是"栗"义。肾为先天之本，诸气之根，元阴元阳之所居，又为封藏之本。今肾之阴阳两虚，其封藏、纳气、固守之能大衰。又适逢冬至一阳来复，扰动肾宫，致元气不能下守，时时上奔欲脱。自汗者，非卫气之虚，乃肾不主闭藏也；暴喘者，非痰实气壅，乃肾不纳气也。

　　寅时发病者，寅时属肺，乃十二经循行之始，经气之行，全赖肾气之充，今肾气衰，经气起步难。待卯时日出，阳气旺而病暂止，亦阴阳盛衰之变；心中恐惧者，肾在志为恐也；脐筑、厥气上攻者，肾元失固，且夹冲脉之上奔也；稀痰上涌而味咸者，肾液上乘也；腰困如折者，肾将惫也；且肾主二阴，阴亏失濡则大便难，阳衰失统则小便多；至若四末冷，亦火之衰，阳气难达四末也。种种见证，无一不属于肾虚欲脱。因此，李老认定若误用清肺、宣肺，必有暴脱之变，而救治之法，全在一个"固"字。

遂拟温氏奔豚汤：小剂，熟地黄 90 克，肾四味、山萸肉、煅紫石英、生龙牡、活磁石，阴阳并补，引火归原，纳气归肾，于发作前 1 小时服。

1 月 25 日二诊：前法幸中，患者服药 3 剂，诸症悉除，脉沉弦，72 次 / 分，危象已退，熟地黄减至 30 克，续服 3 剂。

1 月 29 日三诊：患者喜不自胜，自诉 3 年来唯今冬幸未住院。李老故予培元固本散（人参、虫草、胎盘、蛤蚧、茸片、三七、琥珀）助其治本。

[病案 3] 李老治伏寒奇症案

高某，男，42 岁。1985 年 7 月 12 日 10：00，其爱人景老师急来邀诊李老。二人至其家中，见酷暑盛夏之际，10 平方居室，门窗紧闭。患者身围棉被，头顶热水袋，面色苍白，大汗淋漓，手冷过肘，足冷过膝，移时呃逆一声，神情恐慌，口不能言。脉沉迟微细，58 次 / 分，舌淡胖水滑。李老询之，患者病已 6 年。1979 年底，从天津病归，已转劳保。服药数百剂，不效。

当日外出理发，店内高悬电扇，患者顿觉冷风从百会、大椎、风池、风府侵入，立即寒战嘎齿，不能支持。理发中途，急急返家，十分狼狈。觉上入之冷气下压，脐中有强烈之冷气上攻，二气在两乳之间交战。喘急恐惧，几近昏厥。

患者病情危急，如此大汗不止，顷刻必有亡阳之变；李老急疏温氏奔豚汤大剂，温肾回阳，镇敛冲气，加山萸肉90克敛汗固脱。

李老令其家人急煎频灌，夜12：00前连进2剂。11：00趁热服药1次，10分钟后汗敛，患者觉寒气下潜至下脘穴处，上攻之势已弱。11：30再服1次，寒气下行过脐，腹中鸣响，转矢气1次，呃逆止，已能讲话。患者频呼家人速速换热水袋之水，须保持滚烫，始觉热气沿百会穴透入体内，头皮已烫成紫色而不觉痛。如此怪病，确属罕见。时已正午，阳气已旺，患者思睡。嘱家人将头顶之热水袋绑好后入睡。诊脉迟弱，66次/分。肢厥已退至手腕、足踝处。

7月13日二诊：当日患者神志清朗，厥回喘定，已能回答询问。自诉前一夜12：00至1：00之间，觉脐上冷气又有上攻之势，但未攻上来，一夜提心吊胆。仍怕风，喉间有水鸡声，舌如前，脉沉弱，77次/分。李老在原方基础上加生半夏30克，细辛、五味子各10克，鲜生姜10片，大枣10枚，令其日服1剂，共3剂。

7月20日三诊：患者情况稳步好转，痰已消，腰困重。脉搏80次/分。李老改投温氏奔豚汤大剂，加肾四味各15克，3剂。

7月23日四诊：患者已能下床行走一阵，但仍畏风冷，紧抱头顶热水袋不放。食纳、精神见好。并对李老详述病之起因，李老始知患者1979年在天津工艺厂时，车间整年不见阳光，阴冷殊甚。日久体质渐衰，不耐风寒，时时感冒。开始服点西药尚能抵挡一阵，后来不效，遂改服中药，每服必全身出汗，汗后可好三五日，未及痊愈，又重复感冒，又服汗剂，暂告缓解。之后，身软神疲、食少畏寒益甚，终至病倒，获准告假，休息治疗。

患者自觉每感冒一次，即有一点寒气积于体内。发一次汗可去一点，但仍留一点。先是背部畏风畏冷，虽在盛夏，不敢脱棉花背心。渐觉胸部亦有冷气流窜，吸入之气亦冷不可挡。至年底病重返家，7个月感冒40余次。如此反复感冒，寒邪一层压一层，深伏不出。冰冷之气，由胸及胃，渐入于脐下。此气一遇阴雨天，或半夜子时之际，必有突突上攻之势，气若攻至胸际，人即不能言语，气喘不能接续、心中无端恐怖，常觉背后有人影，天晚即足不出户。腰困特重，坐不是，站不是，躺卧亦不能减。

李老分析，据患者自述以上症情，确属久病致虚，过用疏解，多汗伤阳，卫外失固，寒邪由皮毛、经络渐渐深入于脏，已成沉寒痼冷顽症。温氏奔豚汤既已得效，则知与本证病机相合。李老遂拟续投本汤，加肾四味鼓舞肾气，紫石英温肾镇冲，生山药滋阴配阳，以此开冰解冻之剂，消磨推荡冰结之寒积，以黑芥穗之深入血分引药达于病所，引伏寒渐渐外透：

附子30克，生山药60克，油桂1.5克（冲），沉香1.5克（磨汁兑入），砂仁3克，煅紫石英30克，红参（另炖）、肾四味、泽泻、怀牛膝、炙甘草各10克，黑芥穗3克。

9月23日五诊：患者于两月内守上方连服43剂，计前后五诊，三伏天用附子计1750克，不热不渴，每服必腹内鸣响，频频矢气，寒邪渐渐外泄。又觉脐中有热气转动，肩背部出汗时有凉气外冒，腰困大减，食纳大增。其长达6年之久的肩背沉困如压一磨盘之状始解，畏寒始罢。但外出仍要戴双层口罩、棉帽，系围巾，穿棉大衣。

李老深知患者虚损之途，非旦夕可以图功。故嘱其慎起居，绝房帏，忌生冷，善调摄。每夏服培元固本散一料，温养五脏，以待正气来复。

计4年，至1988年，患者的奔豚痼疾终得以根治。其形体渐渐丰满，3年未曾感冒。

李老叙述，当年7月某晚子时，患者忽觉胸背部——即10年前风寒袭入之处，痒极难忍，随即每隔三五秒钟涌出一股冷水，透骨冰凉，手脚大动，敲击床板呼呼有声而不能自主，口中大呼痛快，持续半小时渐止。如此连续三晚，背心、衣裤、床褥尽湿。从此，始觉全身暖融融如沐春风，扔掉了戴了整4年的破棉帽，体质与之前判若两人。

如此，李老不由感慨：积10年之久，阳气始复，伏寒始透，何其艰难曲折！阴证战汗，古今少有。

从本病例的经历看，正邪交争的焦点全看阳气的消长进退，阳虚则病，阳衰则危，阳复则生，阳去则死；阳气易伤难复，故阳常不足。暴病多亡阳，久病多伤阳，伤寒三阴多死证，死于亡阳。老人涕泪自流，小便失禁，乃真阳衰，不能统束诸阴。老人无疾而终，形在神去，便是一具死的躯壳。

[病案 4] 李老治噎嗝重症案

杨某，男，71 岁。1983 年 6 月 27 日病危，其家属邀诊李老。询知患者患胃溃疡 13 年，1981 年加重，朝食暮吐，呕涎沫。住晋中某医院，见食管下端及幽门钡剂通过受阻，建议剖腹探查未果。去省级某医院用胃镜检查，因贲门强烈痉挛而告失败。

现症为日均进食 100~150 克，食入即吐，或一二小时后吐出，时呕涎沫，频频打嗝。大便干结如羊粪球。胃脘绞痛或绕脐作痛，日无宁时，呻吟不绝。眼眶塌陷，一身大肉尽脱。脐下筑筑跃动，甚则有寒气从关元穴处上攻胸际而晕厥，日发作 1~2 次，多在午后或夜半。面色黧黑，舌淡胖，多齿痕，脉迟细微。患者畏寒甚，虽在夏季，仍不离棉衣。

李老考虑患者年逾古稀，积劳成损，已成噎膈重症。朝食暮吐，责之无火；当脐号称神阙，为人身元气所聚，今跃动震衣，为元气欲脱；冲气上攻，皆先天肾气不固之象。但患者既病经半年，百治罔效，却又病不致死，脉虽迟细，未致散乱，可见生机未绝。李老遂拟本汤加味，温肾阳，助元气，镇冲逆，降胃气为治：

附子、油桂、红参（另炖）各 10 克，沉香（磨汁兑入）、砂仁（后下）各 5 克，茯苓 20 克，川牛膝、泽泻、炙甘草各 10 克，大枣 25 枚，赭石末、生半夏、鲜生姜、肉苁蓉、黑芝麻、煅紫石英粉、生山药各 30 克，吴茱萸 30 克（另煎三沸，去水入药）。

水煎浓汁，兑入参汁，姜汁 1 盅，少量多次，缓缓呷服，待吐止，1剂分3次服，2剂。

7月2日二诊：上方服1剂后，当日呕止，进食不吐。服第2剂后，于次日下午便下干结如粪球之大便20余粒，落地有声，今早大便1次，黄软。其下焦寒积，时时攻冲之势，亦减十之八九，腹痛亦止，原方去赭石末、生半夏，吴茱萸减为10克，10剂。

7月21日三诊：患者诸症均愈。已能扫地，喂猪。日可进食斤许，时时觉饿。李老嘱其在三伏内服：鹿茸底座、全胎盘各100克，三七、琥珀、红参、鱼鳔（蛤粉炒成珠）各50克。制粉，日服2次，每次3克，热黄酒送下，以血肉有情之品温养之。此后，李老常于上下班之际，见此患者割猪草、担猪食、拾破烂，健壮逾于往年。

李老分析，此症死里逃生，关键有三：患者本人一生不好女色，肾气未致败亡，一旦胃气来复，便入佳境；初诊得力于重用生半夏、鲜生姜、赭石末以重镇降逆，破呕吐关，使药力直达病所。此症之顽固性食管、幽门痉挛能否解除成为生死关键。

西医之"痉挛"与中医之"诸寒收引"同理。吴茱萸为开冰解冻之剂，其性辛热燥烈，直入阳明、厥阴血分，能破沉寒痼冷，解除一切痉挛（热则佐以黄连）。此药用至15克以上，当先用开水冲洗7次，老人、小儿、体质弱患者则先另煎三五沸，去水入药再煎。并加两倍之鲜生姜，大枣20～30枚，则辛烈减，可保无害，加之，本方温命火、助元阳，其功益著。加紫石英善治奇经，温肾镇冲，得以奏功。

[病案5] 李老治梅尼埃病案1

赵某，女，38岁。素来体瘦，近3年发胖，体重增加10千克。1979年10月28日凌晨5：00，患者突然头眩而呕涎沫，眼睛不敢转动，左右上下不能看，头不敢转侧，稍一动时觉周围房舍飞速旋转，身若坠于深渊之下，吐出痰涎后稍好。某医院诊为梅尼埃病。3日后同一时间，患者忽觉脐下关元穴有一股冷气直冲入脑，随即舌下涌白沫不止而昏厥。

据其婆婆追述，患者发病时如羊羔风，四肢冰冷。曾服涤痰汤、旋覆代赭汤无效。按脉沉滑，形寒肢冷，面色灰滞，舌淡胖，有齿痕。李老认为患者证属肾阳虚衰，火不生土，脾不运湿，痰饮夹冲气上攻。遂予本方，附子30克，加生龙牡、活磁石、煅紫石英、吴茱萸，温肾逐寒而镇冲逆，3剂后痊愈。

[病案6] 李老治梅尼埃病案2

李某，男，45岁，1983年6月23日初诊。病2年又4个月，羸瘦不堪，面色灰滞。李老询其症，患者自述先觉胸中空豁，随即有冷气从脐下上冲，继而天旋地转，耳鸣如潮声，眼前黑星迸射，呕逆反酸不止，常常昏倒，腰困如折，背部如冷水浇灌，双膝冰冷，纳少便溏，脉牢坚搏，如雀啄状，舌红苔白腻。

李老得知患者月初曾驱出3米长绦虫1条，驱虫后病发更频。据上脉证，久病见但牢无胃，且见雀啄脉，恐有突变，故勉拟本方重用附子30克、山萸肉120克，温养肝肾，生龙牡、活磁石、煅紫石英、吴茱萸顾护元气，潜镇冲逆，3剂。

6月27日，患者又到李老门诊，面有喜色，知药后奔豚气未再萌发，脉亦大见和缓，已无雀啄之象。舌上津润，腻苔已化。诉药后尿多，立觉头暖神清，胸中充实，双腿有力。后服附桂八味丸1个月得以康复。

李老分析，梅尼埃病，病理为耳迷路积水。本方温阳化饮，观患者药后小便利即可证实。痰饮为病，随气升降，无处不到。迷路积水既是病理产物，则浊阴潜居清阳之位，亦属痰饮之类，故治之得愈。

李老治此症约百例以上，少则3剂，多则5剂必愈。还曾治老妇右目暴盲，查见视神经盘水肿，以本方小剂5剂，药后小便特多，3日后视力恢复。目疾多火，然阳虚者亦不少见。

李老强调，古人所论死证、死脉，未必尽然。大约脉见坚牢，多为纯阴无阳，阴霾用事之象。得阳药则釜底有火，在上之阴凝自化，人身阴阳气化之理，变幻莫测，但有一线生机，便当救治。

[病案7] 李老治奇经频发痼疾案

赵某，女，31岁时曾患痛经。经行必有冷气从脐下直攻中脘六处，少腹与胃脘同时绞痛，呕涎沫不止，经净自愈，月月如此，已达1年之久。曾服艾附暖宫丸、少腹逐瘀丸、女金丹、定坤丹皆无效。李老当时从肝寒立法，用仲景当归四逆加吴茱萸生姜汤，原方折半量，令患者从经前1日服至经净，一方连服7剂，痼疾得愈。

12年后，患者已43岁，宿疾又作，自服12年前旧方

3剂不效。乃寻至李老门诊求治。李老按其脉沉弦搏指，舌淡红无苔，大便干。

得知其症为经临之时，少腹曲骨穴左侧有冷气，上则攻于中脘穴，下则放射到腿部血海穴。冷气一动，呃逆频作。泛酸呕涎，头眩，足膝冰冷，寒战如疟，随即大汗昏厥，移时自醒。

李老立判患者症情与12年前大异。前者为肝经本经自病，今则八脉皆虚，任督空乏，阴损及阳，肝肾阴寒挟冲脉上攻。

此番当温命火，暖肝而镇敛冲脉。遂予温氏奔豚汤，附子用30克，加当归、吴茱萸、生龙牡、煅紫石英。

患者经期连服3剂，诸症均愈。且光红舌上竟生薄白苔，大便亦润，汗止，寐安，纳增，直至绝经，再未发作。

李老由此感慨，阴阳气化之理，确是奥妙无穷，何以纯阳之剂，竟能生苔、润便？

盖苔由胃气蒸化，命门又为釜底之火。此火一旺，则阳生阴长，而生化无穷。精、血、津液皆阴精，阴生于阳而统于阳，必得先天元阳振奋，阴液始能蒸化、敷布。中医医理，不经临床反复验证，不能领悟。

[病案8] 李老治奇经病案

李某，女，32岁。1982年冬行结扎手术后，曾患青霉素过敏休克；后又注射α-糜蛋白酶，再次过敏休克。俟后5个月，即频频出现心悸（132次／分）、气冲、昏厥，百治不效。其症为双腿根外侧——阳维脉循行部位、脐下各有一股寒气同时上攻，前面的可达胸际，后面的沿督脉直攻大椎穴。

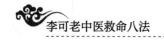

患者立即天旋地转，昏厥，移时自醒，一日数发，心中恐惧，惶惶不可终日。李老诊脉沉细数（此数脉实是急脉，一呼一吸7至以上，每分钟130余次，虚寒至极，不可再视为热），尺虚。患者双膝冷，脐周自觉冷如冰块。

李老断其证属冲任损伤，阴损及阳，八脉失养，冲脉不安其位，例同肾寒奔豚。遂予本方加当归、煅紫石英、活磁石、生龙牡温命门之火，固摄下焦元气，安养冲脉为治。患者服药6剂，痊愈。

[**病案9**] 李老治瘛症案

赵某，女，45岁。1983年11月16日晚8：00，忽觉舌根部如电击样麻辣、抽搐，口不能言，继而双腿从踝部以上，震颤抖动不止，寒战嘎齿，不能自制，10余分钟后渐止。此后，每晚8：00准时发病，心荡神摇，恐惧殊甚。诊脉急而细，120次/分。舌红、口渴喜热饮。

医院内科诊为瘛症，用药3日不能控制，请李老协治。询知患者5年前暴崩几死，久病耗伤，损及于肾，肾阳虚不主温煦，寒由内生。李老分析，肾之经脉络舌本，寒主收引，故舌根麻而抽搐；肾在变动为"栗"，在志为恐，故震颤抖动，无故恐惧；肾精不充，血海空虚，八脉失养，故有此变。

遂予本方加芪、归、阿胶益气养血，龟鹿胶填充八脉，生龙牡、活磁石摄纳上下而定志。重用附子50克、油桂10克壮命门之火。煎取浓汁300毫升，于每晚7：00病发前1小时顿服。患者药进1剂，发作停止，3剂后痊愈，后予培元固本散1料以治本。

附：陈长青治寒奔豚证案

注：本病案诊次较多，部分变化不大的诊次从略。

张某，男，65岁，2015年3月28日初诊。患者主诉发作性心前区疼痛，伴全身发冷一年余。2013年底，因长期高度紧张，过度疲劳后出现极度兴奋状态，日夜工作，持续约一周。一周后突然全身冷汗，随即晕倒，立刻入某医院ICU留观一周，做全身检查，未发现明显异常。后又转到中医院治疗。时值冬天，患者于中医院持续输液治疗4个多月。此后开始怕冷，站不稳。曾怀疑冠心病，做冠脉造影未发现任何异常。同时因觉全身发冷，脚冷如冰，还做了下肢动脉造影，亦无问题。再做全身核磁共振，确定神经亦无问题。然而每日仍反复发作，上半身燥热汗出，下半身冰凉，出院以后仍觉得心前区疼痛，并向后背放射。

服诸多中药，稍有改善。右下肢发凉及双下肢乏力有所好转。但每晚仍需到某医院推注参附注射液，否则心绞痛即会发作。

患者自述每日中午11:30与晚上7:30左右，就觉得有一股热气从腰部冲到口中，上半身燥热却出冷汗，同时自觉心前区疼痛向后背放射，进而下半身出现一股冷流，迅如闪电穿过。下半身发冷如冰，双下肢发麻；随之觉得胸前有一股冷气上升到口中，在口中冒凉气。若稍受风寒，晚上怕冷就愈加严重，饮自泡红参黄酒可略微缓解。小便冰凉。

患者找到笔者看病之时已过春分，见其仍着秋衣、毛裤及厚外套。询之未曾有长期处于寒冷环境之经历，唯连续输液 4 个多月可为其受寒病史。患者舌象淡紫胖大，苔薄而粗腻。腹诊：患者关元以下及胃脘部冷如冰。以手心对其膻中穴，似觉被吸取热量之感。

综合患者所述病史及见症，诊断其应属寒奔豚气，寒极生热，逼迫下焦元阳上攻，虚阳上浮。故采用温氏奔豚汤，用生附子 60 克，加生山萸肉，合上大乌头汤，同时用了紫石英 60g，煅龙骨、煅牡蛎、活磁石各 60g，重镇冲逆。3 剂，早 7：00、上午 10：00、下午 5：00 分三次服用。辅以艾灸治疗。

二诊：患者服药两剂，前一天上午 11：00、晚上 7：00 仍发作两次，烘热且大汗不止。患者来看诊时自带多套衣服，随时准备更换，否则汗湿透衣。触其肌肤温、汗，除膻中、胃脘和关元等处冰凉外，其他地方是温的。患者仍觉有冷气，沿大腿内侧及外侧下行，如水流下冲，而后觉双脚发冷，每次发作持续 10 余分钟。

三诊：患者服药后腹痛窘急，腹泻如水，暴注而下。此乃寒凝得化，需乘胜追击，遂将附子加到 90 克，再开 5 剂。此时虽仍有发作，但是程度明显减轻，下身所着之毛裤也脱掉了，但上半身出汗仍特别多，一天需换四五件衬衫，腰以下无汗。

四诊：守方不变。

五诊：患者自觉冷气外冲之感减轻，发作时间仍然是上午 11：00 到晚上 7：00，四肢转温，胸前、脐周较冷。效不更方。附片加到 120 克，再吃 5 剂。服后，患者觉寒气一改从前上冲或下冲，而是向外辐射。以艾灸辅助治疗。此时，患者心前区的疼痛有所减轻，但仍不敢停用参附注射液。

七诊：服药30剂，透凉气之感由冰凉已转至发凉。发病时间由每天定时发作转成不定时发作，持续时间10~20分钟。心前区拘急掣痛感不再明显。大胆尝试停用参附注射液一次，夜间冰凉之感和心绞痛的症状均未发作。再守方5剂。

八诊：已服药35剂，艾灸30余次，如今敢穿短袖出门。发作时间仍是上午9：00—11：00，下午5：00—7：00，时间明显缩短，约5分钟，偶尔仍有心前区拘急掣痛。

九诊：患者自述中午12：00及半夜12：00各发作了一次心前区刺痛，刺痛发作后全身发冷，胸口有凉气向四周扩散，左胁下、胃脘、左上臂及右侧大腿外侧冷痛，全身汗出。

继而追溯其病史，患者言1980年时，因车祸翻车，其左侧胸膺部受过伤。遂考虑此次疼痛应是旧伤未完全修复。如今服用诸多祛寒之药，牵引旧伤而出。在运用扶阳药物之时，会产生排病反应，将旧患陈伤引出加重，然此实为修复过程。

十诊：患者自觉做艾灸时手肘、腘窝有水气外渗，左上肢皮肤出现红疹，此为排病反应，继续守方。

十二诊：患者胸膺、左臂红疹逐渐增多，但其心前区疼痛的症状，以及夜间、下午发冷的症状整体在逐渐减轻，甚至消失。

十三诊：症状发作程度大为减轻，每天傍晚继续推注50毫升参附注射液，胸膺部、左手臂的红疹较多。自觉乏力，气力不足。继续用温氏奔豚汤，附子加至150克，再加羌活、独活有托透作用之药，同时合上丹参饮，通车祸所致停留体内之瘀血。

十四诊：患者自6月以来怕冷程度明显减轻，一周发作的总次数比从前也减少。

十五诊：患者左手臂一直到左手尺部、左侧胸膺部，包括颈项部均开始有红疹了，原有部位更是增多。近来四五日，半夜出现流涕、喷嚏，考虑其属寒邪外透，遂将托透之力加重。用桂枝、细辛代替羌活、独活，将寒邪从少阴转出太阳，同时干姜、肉桂扶阳之力加重。

十六诊：患者夜间的喷嚏、流涕症状消失。左侧前臂、左肘、胸腹的红疹范围进一步扩大，说明托透有效，这是风寒外透的表现。

十七诊：红疹略有减退，晚上仍要推注参附注射液。

十九诊：患者每隔3~4天发作一次，全身发凉，发凉时凉气从下肢开始，沿大腿外侧腹股沟向上传导。左侧胸部的红疹明显减少，右侧胸膺部红疹开始增多。期间，患者暴泻一次块状的油脂样便，量大，泻后顿觉舒适。当周有5天未去推注参附注射液。

二十诊：患者胸部、上肢还有一些小红疹。艾灸时出汗明显减少，换衣频率降低。

二十四诊：红疹减少，8天只推注了一次参附注射液，继续守方。

二十五诊：患者上半身出汗正常。近半个月只发作了一次，推注了两次参附注射液，所谓的心绞痛只发作了一次，手臂上的红疹基本消失。托透之力再加重，桂枝再加60克，细辛加到 30 克。

二十六诊：患者已坚持服药、艾灸半年。半个月没去推注过参附注射液。奔豚气内窜之感基本上没有出现过。

二十八诊：红疹基本上消退，下肢仅微凉、微麻，一个月未推注参附注射液，无心绞痛发作。大便转成形，一天 2~3 次。

三十诊：患者稍有发凉之感，艾灸即可缓解。再服 7 剂药，这段时间是间断地吃药。

三十一诊：10 月份，气温开始下降，患者自觉下肢稍有冷痛不适，但心绞痛再没犯过。自言与 2014 年同期相比，各种症状之发作程度减轻了约七成。

三十九诊：时值惊蛰节气交替之时，患者再次稍有发寒战，触诊膻中、关元已温，唯余中脘略冰。遂将附子用到 200 克，细辛再加大，透寒外出。

此后，患者自觉药对其症，隔段时间再来复诊，每三五天服 1 剂。

2018 年 5 月，笔者回访患者，建议 8 月入伏以后做三伏灸，再将病彻底根除。此患者曾患有严重的奔豚气证，已经丧失劳动力，但通过两年多的治疗和调理，如今已经完全胜任全日工作了。这说明温氏奔豚汤对治疗沉寒痼冷，对阳气与肾中的元阳挟寒饮上奔的治疗作用显著。

温氏奔豚汤方妙用甚广，不及备述。临证加减变通，扩大应用范围，对一切沉寒痼冷、疑难痼疾、急危重症确有覆杯而愈、起死回生之效。

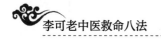

培元固本法

一、培元固本法的原理

李可老中医救命八法中的最后一法为培元固本法。

培元固本法是临床中用来治疗一些慢性疾病、虚损性疾病，以及急危重症康复阶段的重要方法。常言道："病头好治收尾难。"一个病的危险期都度过了，最后收尾的时候，最难处方。而有了培元固本法以后，我们便拥有了一件非常好的武器。

李老视肾为先天之本，认为久病必损于肾，损了肾，生命的根基就会发生动摇。"万病不治，求之于肾""本固则枝荣"，患者的元气足了，根本固了，气血就旺盛了，脏腑就安和了，这便是培元固本法的本意。培元固本法能治疗诸虚百损，诸类虚损性的疾病、状态都可以用之来调理。

朱丹溪说："气阳血阴，人身之神，阴平阳秘，我体长春。"《血证论》中说："人之一身，不外阴阳，阴阳二字即是水火，水火二字即是气血。"所谓阴阳失调，其实质就是气血失调。气血是一切脏器功能活动的物质基础，因此脏腑的病变必定先有气血的失调，脏腑的虚损亦必先由气血失养所致。《黄帝内经》中有"人之所有者，血与气耳""血气未并，五脏安定"（《素问·调经论》），"气血正平，长有天命"（《素问·至真要大论》)，"是以圣人陈阴阳，筋脉和同，骨髓坚固，气血皆从，如是则内外调和，邪不能害，耳目聪明，气立如故"（《素问·生气通天论》）等论述，说明气血的充盈、平衡、调和是人体健康与长寿的主要因素。后世医家对此有很多论述，如张子和在《儒门事亲》中指出人体以"气血流通为贵"。朱丹溪在《格致余论》中说："气为阳宜降，血为阴宜升，一升一降，无有偏胜，是谓平人""气血和，一疾不生。"《寿世保元》中也提出："人生之初，具此阴阳，则亦具此血气，所以得全生命者，气与血也。血气者，乃人身之根本。"《景岳全书》中说得更为精当："凡为七窍之灵，为四肢之用，为筋骨之和柔，为肌肉之丰盛，以及滋脏腑、安神魂、润颜色、充营卫，津液得以通行，二阴得以调畅，凡形质所生，无非血之用也。"均说明气血对人体长寿至关重要，为应用益气化瘀延缓衰老提供了理论根据。

二、培元固本散的组成与功效

人胎盘、鹿茸片、红参、五灵脂、三七和琥珀。李可老中医在 20 世纪 60 年代末便开始试用此方。最开始是用人参、鹿茸、胎盘治疗大病之后的久损不复，有效。"唯有的病人用了以后觉得有窒闷感"，即饮食不化，心胸窒闷。李老分析原因，"盖虚必夹瘀，虚甚反不受补，蛮补反而会导致气机的阻滞，气机滞塞，欲速则不达"。因此，他在其中又加了三七，令补中有通、有化。若是虚证，用此药后可以平稳收功。到了 20 世纪 70 年代中期，李老拜读了岳美中老先生关于治疗一些老年病的方论，岳老用人参、三七、琥珀末为方。李老感叹大受启迪，最终形成了培元固本散的基础方。再经30余年的反复实验，随症加味，用于治疗一切久损不复的虚证、先天不足、衰老退化、免疫缺陷及虚中夹瘀、夹痰、夹积等证，都取得了相当的疗效。

方中人胎盘古名紫河车，是古方补天丸、大造丸的主药。本品为"血肉有情之品"，有一般草木药难以达到的补益功效，是中医学最早使用的脏器疗法之一。本品味甘咸，略有腥气，性温，归心、肺、脾经。从疗效推断，尤能入肾而大补先天，应烘烤至深黄色，则有香气，亦易于消化、吸收（胎盘附着之脐带，古名"坎气"，对肾虚喘咳有殊效，民间用于晚期宫颈癌及各型白血病，疗效亦好。）功能温肾补精，益气养血，用于虚劳羸瘦，骨蒸盗汗，气短喘嗽，食少，阳痿遗精，不孕少乳等诸虚百损，有再造人体免疫力之功。近代大量科学实验证实本品含有丙种胎盘球蛋白、干扰素、多糖、多种氨基酸、卵巢激素、黄体激素等，有增强人体免疫力、促进生长发育、抗感染、抗过敏、抗癌、升高白细胞的作用，对再生障碍性贫血、白细胞减少症、女性生殖系统发育不良等症均有较好疗效。

鹿茸味甘、咸，性温而柔润，入肝、肾经。功能补肾气，强督脉，生精髓，强筋骨，调冲任，止崩带，托疮毒。主治一切虚寒证。适用于精血衰少，阳痿遗精，精冷无子，畏寒肢冷，羸瘦神倦，宫冷不孕，崩漏带下，小儿发育不良，骨软行迟；老人衰老退化，耳聋目暗，健忘眩晕，筋骨痿软，骨质增生，"久服固齿，令人不老"（《东医宝鉴》）。现代药理研究证实，"本品含 25 种氨基酸，具有促进生长，刺激血细胞、蛋白质和核酸合成，增强机体免疫系统功能，增强非特异性免疫作用，还有增强性腺功能和生精效用。鹿茸精有明显强心作用，口服可使血压上升，心脏搏动有力。对再生障碍性贫血、血小板减少、白细胞减少等血液病有治疗作用"（王辉武《中医百家药论荟萃》）。本品药源丰富，普通混片即有治疗作用，且价廉易得。正头、茸尖，高效价昂，普通人群难以负担。中段实惠，功效满意。下段及底座多骨化，但价更廉，多用亦有效。

　　红参味甘微苦，性微温，入脾、肺经。功能大补元气，补脾益肺，生津止渴，安神益智。久病虚羸不思食，用之有殊功。肺肾两虚之喘，小量打碎，细嚼慢咽，立刻生效。吐血崩漏，气虚暴脱，一味独参 30 克，煎浓汁可立挽危亡，故为补虚扶正救脱要药。红参与五灵脂等分末服，益气化瘀，可治肝脾肿大，消除心绞痛，并能促进胃溃疡愈合。糖尿病之三多重症，白虎加人参汤极效。虚热甚者，用西洋参。久病气血耗伤过甚而虚化者，仍用红参。现代药理研究证实："本品为抗衰延寿佳品。具有适应原样作用，能显著增强机体对多种物理的、化学的、生物学的及精神性伤害性刺激的抵抗力，能抗休克，抗衰老，抗严寒酷暑、缺氧、放射性物质、四氯化碳等有害刺激对人体的影响。还具有抗疲劳、抗癌、抗炎，调节神经系统功能，调节心血管、物质代谢、内分泌系统，促性腺功能，兴奋造血系统，提高人体免疫力，保护

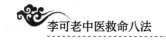

肝脏等功能。还具有祛痰、强心、抗过敏、抗利尿，降低血糖，改善肠胃消化吸收功能，增进食欲，以及促进蛋白质合成，降低血清胆固醇，提高大脑分析能力等作用。大量的临床研究证实，以人参为主的制剂，治疗多种恶性肿瘤、急性呼吸功能不全、重型肝炎及激素所致的不良反应、哮喘，危重症的急救、性功能障碍、高血压、动脉硬化症、神经衰弱、糖尿病、肝炎、贫血、胃溃疡等症确有良效"（王辉武《中医百家药论荟萃》）

三七，味甘、微苦，性温，入肝、胃经。功能止血化瘀，通络定痛。治吐衄，便血，崩漏，胸腹刺痛，跌仆肿痛。外伤出血，制粉涂之立止。血证用之，止血而不留瘀，推陈致新，妙用无穷。"以单味三七治重症肝炎、高脂血症、冠心病、上消化道出血、颅脑外伤和眼前房出血、前列腺肥大症，复方治多种结石皆获良效。药理研究表明，三七有增加冠脉流量、降低心肌耗氧量、促进冠脉梗死区侧支循环的形成、增加心排血量、抗心律失常等功用；并有抗炎、镇痛、镇静作用及抗衰老、抗肿瘤作用"（《中华临床中药学》）。

琥珀，主要作用有三：镇惊安神，可止小儿高热惊痫，失眠心悸，心律失常；利水通淋，治砂石淋、血淋、癃闭；活血化瘀，古代用治妇科痛经、经闭、月经不调、产后血瘀腹痛。与三七、人参、五灵脂合用，对心血瘀阻，胸痹胸痛有奇效。本品尚能明目退翳，内服对老年白内障有确效，其化腐生肌之作用可治胃溃疡。

上述各点，有历代医家千年以上的经验结晶，有现代大量科学实验、临床应用的成果，李老结合个人 30 余年反复验证的体会，组成培元固本散后，更发挥了诸药的综合效用。

三、培元固本散服用方法

本方应采取小量缓补，每服 1 ~ 1.5 克，日 2 ~ 3 次，一周后渐加至每服 3 克，日 2 次，于饭前服为好。切忌贪图速效而用大量。最早出现的效验为增进食欲，促进消化吸收，从而增强整体功能，使各种症状逐日减轻，符合中医学"脾胃为后大之本，万物生化之母；补中土以溉四旁，健后天以助先天"之理。可健脾养胃、补气生血、补肺定喘、养心安神、添精益髓、强筋壮骨，而使先天肾气旺盛，从而有改善体质、重建人体免疫力、促进生长发育、健脑益智、延缓衰老、却病延年之效。本方补中有通，活血化瘀，流通气血，有推陈致新之功。可修复重要脏器的病理损伤，促进脑细胞、肝细胞新陈代谢及再生。

肾为先天之本，久病必损及于肾，则生命根基动摇。万病不治，求之于肾，本固则枝荣，此即本方"培元固本"之义。

四、培元固本散应用要点

1. 小儿发育不良

骨软行迟，齿迟，食少便溏，消瘦潮热，尻臀无肉，肚大筋青，毛发枯焦，面色萎黄或苍白，已成小儿疳证者，先以补中益气汤加生龙牡、乌梅、山萸肉、焦三仙，服至潮热退净，能食易饥时服增损培元固本散1料可愈。方如下：

全胎盘（含脐带）1具、鹿茸混片、蛋壳粉、鸡内金、红参、三七、炒二芽。制粉，每服1克，3次/日，少许红白糖水调服。

李老应用此法治愈小儿疳积重症200余例，轻症千余例。并治愈小儿大脑发育不全1例。

患儿，女，2岁，以日夜抽搐不停、痴呆、流涎为主症，方如下：

全胎盘、黄毛茸正头、蛋壳粉、羚羊角尖、全蝎尾、蜈蚣、熊胆、朱砂、麝香、琥珀各5克，此方服1周，抽搐停止，去羚羊角、熊胆、朱砂、麝香，加三七、白人参，服半年，诸症均愈，9岁上学，智力中等偏下，李老后追访至结婚生育，余无异常。

脑为髓海，补肾即是健脑，本方有添精益髓之功，对各类脑系疾患、老年性退化性脑萎缩导致之痴呆，服药百日以上即可见明显改善。

2. 肺系诸疾

（1）咳喘痼疾，久治不愈，以致发展为肺心病之各阶段。

凡外寒内饮，喉间有痰鸣音，咳喘不止，加味小青龙汤先治其标：麻黄、桂枝、赤芍、炙甘草各10克，生半夏30克，干姜、五味子、细辛、白芥子（炒研）各10克，炙紫菀、炙冬花各12克，带壳白果20克（打），鲜生姜10大片，大枣10枚。咳甚，肺气不降，加炙枇杷叶30克、鹅不食草10克。虚化，由肺及肾，肾不纳气，加红参10克（打小块先吞），肾四味各 10～30 克；热化，加生石膏 30 克；太阳少阴同病，脉沉舌淡白滑，加附子 30 克。上方，不论男妇小儿，剂量均相同，小儿、体弱患者，采取每剂药小量多次频投法，得效止后服。

（2）肺心病心衰，肾不纳气，亡阳之端倪已见，速投破格救心汤，予以抢救（详见破格救心法）。

（3）肺间质纤维化，其标在肺，其本在肾，虚实夹杂，痰瘀互结，当从肾论治（详见扶正托透法）。

凡胸痛声哑，痰声如拽锯，咳喘不能步，动则更甚，面色萎黄或青紫，四肢厥冷，脉象沉细迟或数大无伦，甚或 1 分钟 120～240 次。用下方：瓜蒌 30 克，薤白 15 克，丹参 30 克，檀降香各 10 克，沉香 2 克（冲），砂仁 10 克，生半夏、茯苓、附子、炙枇杷叶各 30 克，炙甘草 60 克，净萸肉 120 克，鹅不食草 10 克，高丽参（另炖）、五灵脂各 10 克，白酒 100 毫升，鲜生姜 30 克，姜汁 10 毫升（兑入）

凡见脐下有冷气上攻，气不能续，喘呼闷塞欲死，此为阳衰，冲脉不能下守，肾气夹冲气上奔，寒水上凌心肺，改投温氏奔豚汤：

附子 100 克，炙甘草 60 克，油桂 10 克，沉香 2 克，砂仁 10 克，生山药、茯苓各 30 克，泽泻、怀牛膝各 15 克，煅紫石英 30 克，高丽参 10～30 克，生龙牡、活磁石各 30 克。呼吸衰竭，24 小时依赖吸氧者，加麝香 0.3 克，经旬即可缓解。

凡见腰困如折，小便余沥，加肾四味。

凡食少便溏，消瘦乏力，为土不生金，以补中益气汤重用生黄芪 60～120 克，高丽参 10 克，五灵脂 10 克，桂枝尖 10 克，生麦芽 10 克。桂枝尖、生麦芽与生黄芪合用，可补肝气以实脾，令木能疏土而使脾气健旺而肺之生化有源，可使各种临床症状基本好转或消失。以上各症，经上法调理 45 日左右，接服加味培元固本散，补肾气以强五脏：

全胎盘 1 具，坎气（脐带）100 克，茸片（中上段）、高丽参、五灵脂各 50 克，三七、血琥珀、冬虫夏草、川尖贝、真沉香各 30 克，人工灵芝孢子粉 100 克，蛤蚧 6 对。

上药共研细粉，第 1 阶段：日服 3 次，每次 1.5 克，热黄酒或温开水调服，用药 30 天食纳大增，可使体质增强，不再罹患感冒。第 2 阶段：日服 2 次，每次 3 克，用药 70 天，可获临床治愈。肺间质纤维化患者，可以不喘不咳。且不必吸氧，使体质增强，提高生存质量。有条件者本方可长服 1 年以上，以期逆转实质病变。遵春夏养阳之理，可于每年夏至节起至末伏终了，服药 2 个月左右，连续 3 年，除肺间质纤维化外，李老经治其他症 300 例以上，追访 5 年以上，疗效巩固。部分患者不仅治愈了咳喘痼疾，而且白发变黑，牙齿不再脱落，已浮动的亦渐渐稳固，面部皱纹消失，性功能恢复，抗衰老作用明显。

方中灵芝，野生者价昂不易得。20 世纪 70 年代后，国内人工培植成功，药源丰富，疗效卓著。现代药理研究及大量临床实验证实，本品强心利尿，对各类心脏疾患导致之心律失常、早搏、房室颤动有确效，并能促进气管黏膜上皮修复（李老由此想到对逆转肺间质纤维化亦有效）。

对一切以咳喘为主之疾患（过敏性、心源性）皆有卓效。灵芝孢子粉用于抗癌亦有显效。并具有增强消化吸收功能、保护肝脏、升高白细胞等多种祛病强身功效。

（4）对各型肺结核，以补土生金法（补中益气汤中生黄芪用60克，加龙牡粉、山萸肉、乌梅，切忌用清热养阴退蒸诸法，若损伤脾胃之阳，必致便溏食少，肺之化源先绝，为害甚烈）。治疗半月，潮热退净后服下方，可使浸润型于40日左右钙化，空洞型60日愈合，体质改变，终身不犯。

基础方重用胎盘2具，坎气100克，加龟鹿二胶、冬虫夏草各50克，蛤蚧6对，咯血者加白及、川贝、煅龙牡各50克，上药制10克蜜丸以增强润肺功效，日服3次，每次1丸。

3. 风湿性心脏病、心肌及瓣膜受损

服下方：全胎盘2具，三七、红参、五灵脂、灵芝孢子粉、琥珀、炮甲珠、鹿茸片各100克，藏红花、清全蝎各30克，大蜈蚣100条，喘加冬虫夏草、蛤蚧、沉香粉，心衰明显，水肿重者，先服破格救心汤合真武汤、五苓散半月，每剂加生黄芪60克，服法同肺心病，每日另加生黄芪60克，煎浓汁送服散剂。黄芪益气运血，化腐生肌，可促进心肌细胞新陈代谢及再生，对先天性心脏病、瓣膜缺损亦有效。服药百日，可使主要自觉症状消失，恢复劳动工作能力。长服本方，有望根治。

4. 各期冠心病

服下方：大三七、红参、五灵脂、血琥珀、灵芝孢子粉各100克，全胎盘2具，茸片、炮甲珠、血竭、生水蛭、藏红花、清全蝎各50克，蜈蚣100条。

服法同风心病，服药半月，可使心绞痛不再发，服药百日可基本康复。治冠心病百例以上均愈。一例心肌下壁梗死患者，用上药加粉葛根100克、蛤蚧5对、冬虫夏草50克，百日后心电图复查无异常，3次CT复查病灶了无痕迹，值得深入研究。

5. 脑梗死后遗症服下方

三七、血琥珀、红参、五灵脂、土鳖虫、水蛭、清全蝎、大蜈蚣、血竭，共为末，以黄芪60克，煎浓汁送服，每服3克，2次/日，弛缓性瘫痪加服制马钱子粉，每于睡前温开水送下0.6克，服药7日，停3日，以防蓄积中毒。气虚甚者服补阳还五汤10剂。合并高血压、高血脂者，加川贝、何首乌、生山楂肉、羚羊角尖、天麻、僵蚕。

6. 肝硬化

予真武汤加红参、五灵脂、麻黄各10克，大黄䗪虫丸2丸（包煎）以温通之。一服得汗，小便日夜2000毫升以上，下淤泥样黑便，日二行，稍见气怯。李老在原方基础上去麻黄，又服10剂，腹水消尽。后予培元固本方加土鳖虫、生水蛭、清全蝎、大蜈蚣100克，服完痊愈。追访至患者80岁高龄，甚健壮。李老用此法经治重症肝硬化，有案可查者17例，均愈。

7. 胃溃疡

服下方，经治百例以上均愈：鱼鳔（蛤粉炒成珠，去蛤粉）、大贝、乌贼粉、煅牡蛎、人工灵芝、三七、琥珀、凤凰衣、红参、五灵脂。

一般服药 40 日可根治大部。肾虚者加茸片，消化迟滞者加鸡内金，慢性出血者加血竭，痛甚者加醋延胡索。

8. 子宫肌瘤、卵巢囊肿

二症共经治 70 余例，均于两个月内治愈，其中瘤体最大者 15 厘米。方如下：大三七、血琥珀、红参、五灵脂、土鳖虫、生水蛭、清全蝎、大蜈蚣、川尖贝、牡丹皮、桃仁、桂枝、茯苓。

上药以夏枯草、漂海藻、甘草各 500 克，熬膏，加炼蜜为丸 15 克，日服 3 次，每次 1 丸，肾虚畏寒著者，加油桂。

9. 老年性白内障

服下方：茸片、胎盘、三七、琥珀、川贝、夜明砂、沙苑子、乌贼骨粉、红参、五灵脂、珍珠粉，上药以夏枯草、漂海藻、甘草各 500 克熬膏，炼蜜为丸 10 克，日服 3 次，每次 1 丸。其中之琥珀、乌贼骨、珍珠、夜明砂最善退翳明目；川贝、夏枯草、海藻、甘草，可软坚散结、清肝明目。老年肾虚，以茸片、胎盘、沙苑子峻补先天，李老经治 10 余例，重者均于两个月左右视力恢复。轻症服平补肝肾明目退翳汤（见前目疾医案）半个月左右即愈。

【拓展运用】

此外，培元固本散对各种老年性退化性疾患，各种骨质

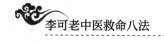

增生症、前列腺肥大症、慢性出血性疾病、再生障碍性贫血、血小板减少性紫癜、白细胞减少症、特种原因导致之肌萎缩、男女不孕症等由整体虚衰，免疫力低下导致之一切衰老退化性病变等皆有卓效。

由此可见，培元固本散在临床上的运用是相当广泛的。望我辈继承李老的学术思想和临床经验，在临床中广泛地去运用。只要是虚损性的疾病，都可以考虑使用培元固本法。

图书在版编目（CIP）数据

李可老中医救命八法/陈长青编著.— 太原：山西科学
技术出版社，2024.9
ISBN 978-7-5377-6407-0

Ⅰ.①李… Ⅱ.①陈… Ⅲ.①中医临床—经验—中国
—现代 Ⅳ.① R249.7

中国国家版本馆 CIP 数据核字（2024）第 097635 号

李可老中医救命八法

LIKE LAOZHONGYI JIUMING BAFA

出 版 人	阎文凯	
编 著	陈长青	
策 划 编 辑	宋 伟	
责 任 编 辑	杨兴华	
封 面 设 计	曾忆城	

出 版 发 行　山西出版传媒集团·山西科学技术出版社
　　　　　　　地址：太原市建设南路 21 号　邮编　030012
编辑部电话　0351-4922078
发行部电话　0351-4922121
经 　 销　各地新华书店
印 　 刷　山西新华印业有限公司

开 　 本　880mm×1230mm　　1/32
印 　 张　6
字 　 数　130 千字
版 　 次　2024 年 6 月第 1 版
印 　 次　2024 年 9 月山西第 2 次印刷
书 　 号　ISBN 978-7-5377-6407-0
定 　 价　42.00 元